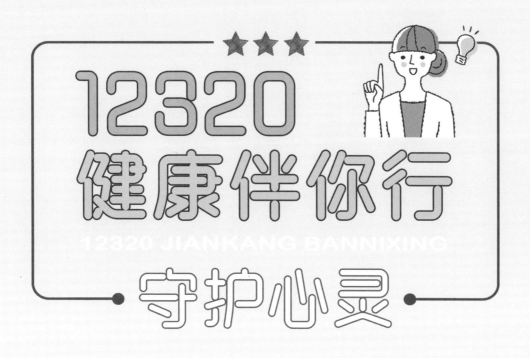

12320
健康伴你行

12320 JIANKANG BANNIXING

守护心灵

U0240966

江苏凤凰美术出版社

图书在版编目（CIP）数据

守护心灵 / 赵太宏 , 孙洪强主编 . -- 南京 : 江苏
凤凰美术出版社 , 2024.4
（12320 健康伴你行 / 崔颖 , 殷伟东主编）
ISBN 978-7-5741-1082-3

Ⅰ . ①守… Ⅱ . ①赵… ②孙… Ⅲ . ①心理健康 – 健
康教育 Ⅳ . ① R395.6

中国国家版本馆 CIP 数据核字（2024）第 081960 号

责 任 编 辑　张一芳
责 任 校 对　曹玄麒
责任设计编辑　贲　炜
责 任 监 印　张宇华　唐　虎

丛 书 名　12320 健康伴你行
分 册 书 名　守护心灵
丛 书 主 编　崔　颖　殷伟东
分 册 主 编　赵太宏　孙洪强
出 版 发 行　江苏凤凰美术出版社（南京市湖南路 1 号　邮编：210009）
制　　　版　江苏凤凰制版有限公司
印　　　刷　南京爱德印刷有限公司
开　　　本　718mm × 1000mm　1/16
印　　　张　8
版　　　次　2024 年 4 月第 1 版　2024 年 4 月第 1 次印刷
标 准 书 号　ISBN 978-7-5741-1082-3
定　　　价　36.00 元

编辑部电话　025-68155671　　印务部电话　025-68155658
邮箱　sumeijiaoyu@163.com　　营销部地址　南京市湖南路 1 号
江苏凤凰美术出版社图书凡印装错误可向承印厂调换

序

人民健康是民族昌盛和国家富强的重要标志。党的二十大报告指出，要把保障人民健康放在优先发展的战略位置，深入开展健康中国行动，倡导文明健康生活方式。习近平总书记强调，"推进健康中国建设，是我们党对人民的郑重承诺""没有全民健康，就没有全面小康"。新时代新征程，要更加重视疾病预防和健康促进，广泛深入开展健康科普，持续倡导文明健康生活方式，不断提升居民健康素养和健康水平，让人民群众做好自身健康的第一责任人，筑牢健康中国建设的群众基石。

2005 年底，原卫生部印发了《卫生部关于启用"12320"全国公共卫生公益电话的通知》，北京、上海、江苏、河北、青海首批 5 个省市 2006 年试点开通了 12320 公共卫生公益电话，此后，全国 12320 卫生热线一直致力于为人民群众的健康服务。随着经济社会的快速发展和我国医药卫生体制改革进入新时代，"12320 公共卫生公益电话"更名为"12320 卫生热线"，并逐步发展为连接卫生健康行政部门与广大人民群众的"公众健康服务平台"，主要承担健康知识咨询、健康宣传教育、疫情防控服务、专家预约挂号、突发事件报告、医疗服务投诉等职能。"12320 卫生热线"不忘初心，通过热情、温馨、周到、耐心、规范的专业化服务，逐渐成为卫生健康相关政策的"解读器"、卫生突发事件的"预警器"、群众健康服务的"暖心器"、创建和谐医患关系的"稳定器"、深化医药卫生体制改革的"助推器"、宣传卫生健康事业成就的"扬声器"。12320 人用心用情倾听群众声音，用理解和关怀解决群众诉求，用专业和沟通稳定群众情绪，这是使命与担当！

为充分发挥 12320 公众健康服务平台的健康科普作用，科学普及健康知识，加强全民健康教育，更好地提高人民群众的健康素养，我们编纂了《12320 健康伴你行》这套丛书。丛书第一期出版妇幼、儿童、心理三本分册，后续还计划出版慢病防治、口腔、肿瘤等分册。丛书以 12320 平台收集的来自公众第一手的咨询热点、焦点健康问题为指引，邀请了全国相关医疗卫生健康领域专家编写，结合全国 12320 卫生热线大数据分析，精选了许多更贴近老百姓的健康问题，通过问答的方式，图文并茂，深入浅出，让老百姓看得懂、读得通、用得上，为老百姓提供相对更专业、更权威并且通俗易懂的科普读本。

衷心地感谢全体编委！希望各位编委能秉持敬业精神，用心编写，同时又能跟上时代脚步，不断更新专业知识，提升科普宣传能力。相信《12320 健康伴你行》丛书将为人民群众提供更多科学的健康知识，提升居民健康素养水平。

"12320，健康伴你行""12320，您的健康顾问"。

南京医科大学党委书记　兰青

2024 年 3 月 20 日

目录 CONTENTS

壹 心理健康知识

贰 常见心理问题

上篇：儿童、青少年常见心理问题

目录 CONTENTS

贰 常见心理问题

壹 心理健康知识

什么是心理健康

世界卫生组织对心理健康的定义为，心理健康是一种良好状态，能够适当应对生活中的许多压力，实现自身潜力，妥善进行学习和工作，并且能够为社会作出贡献。此外，世界卫生组织对心理健康制定了七条标准：

第一，智能良好，主要体现在具备发现问题、认识问题、分析问题、解决问题的能力。

第二，善于协调与控制自己的情感。情感是人们对客观事物认识的内心体验的外在反映。喜怒哀乐能够表现出来，和外界环境协调。

第三，具备良好的意志品质。意志是人们为达到目标，主动克服困难的能力。良好的意志要求目标设定要合理，能够根据实际情况调整自己的期望值和心态。

第四，人际关系和谐。有一个相对稳定的人际交流圈，在人际交往中能够独立思考，不人云亦云，不盲从。

第五，能动地适应和改造现实环境。重点是适应社会，只有在适应的基础上才能局部地改造。

第六，要保证人格的完整和健康。人格是人在社会生活当中的总体心理倾向，体现在三个方面：一是构成要素要完整，不能有缺陷；二是人格的同一性，不能混乱，生理上和心理上的人格是一致的，不能分离；三是形成一个积极的人生观。

第七，心理年龄和生理年龄要适应。一个心理健康的人，其一般心理特点与所属年龄阶段的共同心理特征是大致相符的。可从三个方面判断：一是心理活动与外界环境之间是否统一，言行有没有过于离奇和出格的地方；二是心理活动过程之间是否完整和协调，认识过程、情感体验、意志行为是否协调一致；三是心理活动本身是否统一，个性心理特征是否具有相对稳定性。

心理健康与不健康是一对相对的概念，当自身或内外环境发生了剧烈变化（如工作压力剧增、乔迁新居、换新的工作、失恋、亲人离世、患病等）时，可以顺利地调整，重新适应新的环境和新的状态，不会因为外界的变化让自己长期处于不健康的失衡状态中，再次回到健康的平衡状态。心理不健康不等同于精神心理疾病，但当我们长时间处于不健康的失衡状态中，就会影响到我们的生活、学习、工作、社交等。

我们可以根据自我觉察和周围人反馈，从横向和纵向两个水平结合去评估自我的心理健康状态：

1. 纵向比较：纵向是和自身比，比较一下我们说话的方式、行为举止、情绪体验是否和以往一贯的表现有点不一样，比如原来是个性格很开朗、健谈的人，近段时间变得沉默寡言、闷闷不乐、看着没精打采，对什么都不感兴趣，这时候需要考虑是不是情绪方面出了问题。

2. 横向比较：横向是和同龄者或处于类似生活工作环境的其他人比，对比自己的言行举止、心里想法和处于类似工作生活状态的人之间的区别。比如，在流感高发期间，担心自己会感染流感病毒，在家里不敢出门，每天要洗手很多次，反复清洗衣物，甚至自己都感觉没有必要，但还是不得不洗手。

在日常生活中想要保持一个健康的心理状态，可以尝试以下方式：

（1）树立一个对待心理问题的正确态度，比如理解、同情和接纳。

（2）认识自我价值和积极的品质和能力，增加自我效能感。

（3）觉察情绪，允许自己适时表达情绪。

（4）规律生活，保持适当的活动和锻炼水平。

（5）增加连接，和家庭成员、生活中其他重要的人保持良好的联系，积极地沟通和互动。

（6）学会适时释放压力，有助于减轻心理负担和压力，如听音乐或锻炼，但不是通过饮酒等不太健康的方式。

　　请不要忽视自己的心理健康，它关乎着我们是否能够更好地生活与工作，如果觉得自己的心理健康出现了问题，建议寻求专业的帮助。

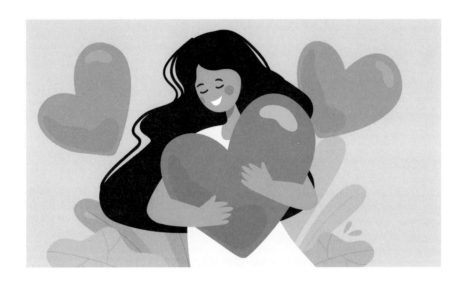

什么是心理应激

　　应激是个体面临或察觉到环境变化对机体有威胁或挑战时做出的适应性和应对性反应的过程。在生活中，应激无处不在，"人生不如意之事，十之八九"，从结识新的朋友、走进学校、参加考试，到承担工作任务、结婚生子、离职退休，都不可避免会带来不同程度的心理应激。伴随应激而来的可能有成功的喜悦，也可能有挫折的伤痛，它们都是人生给我们的礼物，也是心理成长的过程。从这个角度来说，心理应激是"危机"也是"机遇"。

　　关于应激源，我们先来看看著名的美国社会心理学家马斯洛的需求层次理论。马斯洛提出需求是有层次的，从低到高依次为生理需求、安全需求、归属需求、尊重需求和自我实现需求，低级需求满足后就会追求高一级需求，当每个层次的需求无法得到保障和满足时就会带来压力和应激。

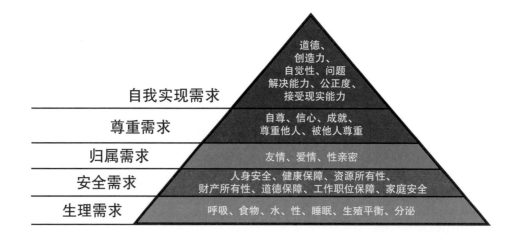

　　这些人们面临的各种生活事件和需求就是我们常说的应激源。通常来说，按照生活事件的现象学分类，应激源可以分为工作事件（如职位变动）、家庭事件（如离异）、人际关系事件（如同事矛盾）、

经济事件（如破产、被骗）、社会和环境事件（如交通意外、传染病流行）、健康事件（如癌症）、自我实现和自尊方面事件（如学业受阻）和喜庆事件（如升学、结婚）等。总之，应激源非常广泛。

在应激源的刺激下，每个人都会出现各种各样的应激反应。适度的应激可以激发内在潜质，促进个体成长，有利于提升自我心理健康水平。积极的心理反应表现为适度的大脑皮层唤醒水平和情绪唤起，促使注意力高度集中、思维行为敏捷，这种反应有利于机体做出判断、积极应对、顺利解决问题。消极的应激反应可能表现出自我怀疑、不开心、焦虑，甚至愤怒、回避、饮食及睡眠问题等，造成过分的情绪唤起、注意力不集中、认知能力降低，影响对现实情境的判断和应对能力的发挥。持久应激反应不但影响社会功能，还会造成一系列生理、心理疾病，如高血压、胃溃疡、神经性皮炎等心身疾病，以及适应障碍、焦虑障碍、抑郁障碍、睡眠障碍等心理疾病。

因此，在日常生活中需要主动进行自我调整，提高应激处理和应对能力，如主动了解学习和心理健康的相关知识，了解各种常见的应激反应，让自己在遇到事情时心理上能够有的放矢，提高维护自己心理健康的意识。调整生活方式、设定适合的学习和工作目标、规范作息生活、保证充足的睡眠，让自己处于精神饱满的状态，才能更加有力地应对各种可能的事件和压力。经常进行自我放松练习，比如听舒缓的音乐、打太极拳等。保持乐观的态度，进行积极的自我暗示，学会找出导致不良情绪的消极想法，根据客观现实，减少偏激歪曲的认识。积极保持良好的人际关系，与家人、朋友保持稳定的连接，能够获得稳定的情感支持和实际支持，在自己需要的时候不仅能够寻求帮助，也能够让自己有倾诉对象。

如何进行心理调节

1. 情绪 STOP 技术：帮助我们舒缓负性情绪

（1）"S（Stop）"代表先停下来冷静；

（2）"T（Take a breath）"是指让自己深呼吸；

（3）"O（Observe）"则是观察、注意周遭状况，包括自己的思想、情感和感觉；

（4）"P（Proceed）"是在重新评估状况后，继续手边的事情。

例如生气后，其实更需要的是花点时间，好好冷静下来，去思考自己生气的原因，然后观察，并思考下一步的行动，这能有效舒缓愤怒情绪，也能让事情运作更为顺利。

2. 累积正向情绪：帮助我们获得更多正向情绪

（1）列出可以引发自己正向情绪的活动清单（如与家人，朋友电话聊天、听音乐、做手工、唱歌等）；

（2）每天从正向活动清单中至少选做一件事情。

3. 自我抚慰：通过五感关爱自己

通过视觉、听觉、嗅觉、味觉、触觉来关爱自己。例如，翻看喜爱的图片（视觉）；听抚慰人心或令人振奋的音乐（听觉）；使用自己最喜欢的香皂、洗发精、润肤液等（嗅觉）；吃一些爱吃的食物（味觉）；泡热水澡（触觉）。

4. 呼吸放松训练：帮助我们放松身心

（1）一只手放在胸部，另一只手放在腹部；

（2）通过鼻子吸气，让你的胃部鼓起来（鼓肚子），这意味着你用全肺呼吸，尽量使上胸部活动最少，保持缓慢的吸气；

（3）缓慢、均匀地呼气；

（4）重复几次，保持一定的节律。

一分钟以8~12次呼吸为宜（一次呼气和吸气算作一次完整的呼

吸）。初练时，可能无法熟练判断节律，因此应该练习5~7秒钟为一次呼吸的周期。

5. "蝴蝶拍"技术：帮助我们增加安全感和积极感受

（1）想象一个过去经历中给你带来积极体验的事件，并体会身体的哪个部位感受到了这种积极的体验；

（2）双臂在胸前交叉，右手在左侧、左手在右侧，轻抱自己对侧的肩膀；

（3）双手轮流轻拍自己的臂膀，左一下、右一下为一轮；

（4）速度要慢，轻拍4~12轮为一组。停下来，深吸一口气，感受一下自己的状态；

（5）如果好的感受不断增加，可以继续下一组蝴蝶拍，直到积极的体验更为强烈，如果出现负性的体验，请提醒自己现在只关注积极的体验，负性的体验以后再来处理；

（6）请把刚才想的积极的事件用一个词来形容；

（7）想着这个形容词再来做一组蝴蝶拍。

在进行蝴蝶拍的时候速度要慢，就好像孩提时期母亲安慰孩子一样，轻而缓慢。通过这个动作，我们可以安慰自己，使心理和躯体恢复并进入一种"稳定"状态。

6. 正念冥想练习：帮助我们舒解压力，调整身心

（1）舒服地坐着或躺着；

（2）平静地呼吸，细细体会一呼一吸中气流在鼻腔中呼出和吸入，以及这一过程中身体的变化；

（3）将注意力集中在自己的呼吸上，如果注意力转移了就主动地将注意力带回到呼吸上；

（4）试着不去评判脑海里想法的好坏对错，让注意到的想法静静离去；

（5）持续10~15分钟，内心充满宁静、舒适与满足。

正念并非指正确的想法，正念练习的核心是不加评判地关注当下的体验，这是来源于禅修的修习方法，观呼吸冥想方式是正念练习的基本方法之一，能帮助缓解压力、管理情绪、调整身心。

如何进行心理救援

突发公共事件是指突然发生，造成或者可能造成严重社会危害，需要采取应急处置措施予以应对的自然灾害、事故灾难、公共卫生事件和社会安全事件，如2001年美国"9·11"恐怖袭击事件、2008年我国汶川大地震、2011年日本福岛核泄漏事件以及2022年我国客机坠毁事件。突发事件的特点是突然爆发，难以预料，必然原因，严重后果，需紧急处理。对于每个人来说都是一种应激，给相关人员造成不同程度的心理危机，导致人们产生不同程度的情绪、生理、认知、行为异常等。心理救援就是针对处于危机中的个体或群体，运用心理学的相关知识帮助处于危机的个体尽快重建心理平衡、顺利度过危机，并增强其短期和长期适应能力而进行的一种心理危机干预形式。

面对突如其来的灾难事件所带来的困扰和自身应激反应，每个人都可以进行自助。在灾难发生前，我们对于自己所处的环境有一定的掌控感，突发的灾难会使我们短暂丧失这种掌控感，很多人会感到无力、无助和无望。由于每个人的既往经历、创伤体验等因素不同，因此心理承受力也不同，有的人经过创伤的事情后恢复很快，有的人可能恢复很慢，甚至产生后遗症——创伤后应激障碍（PTSD）。灾后人们所产生的情绪一般都是负面情绪。害怕、焦虑、紧张、悲伤、恐惧、痛苦、愤怒、抑郁、麻木、失眠等，都属于正常反应，因此，没必要否定它。首先，要认识、了解自己的情绪，承认并接纳自己的情绪状态。其次，保障自己的生活，努力尽快让自己的生活、学习或工作恢复到事件发生之前的状态，规律地作息确保得到充分的休息，保障自己的营养摄入；尽可能地与家人、朋友等保持联系，获得心理及社会支持，让自己知道不是一个人在"战斗"，而是有很多人都在支持、关心自己；安排好自己放松、安静的时间和空间，要让自己有充分的时间和精力去修复自己心理或生理的"波动"；遇到困难时不要犹豫，及时求助，要知道自己不是全能的，求助并不意味着自己懦弱、无能。最后，如果自己难以调整或者感觉来自应激事件的影响很大，要主动求助专业的人员，他们包括心理治疗师和医生。

如果你是救援人员、志愿者，甚至是遭遇事件影响的当事人，愿意去帮助他人，提供心理救援时，首先也要照顾好自己，保障自己的身心处于良好的状态。在实施帮助或救援时，要时刻牢记保密原则、尊重原则、不伤害原则。由于人们的心理承受力不同，面对突发公共事件时，人们的表现也不一样。这时，心理救援人员要做的，除了满足他们的基本生活需求，主要是陪伴、支持、倾听、共情，给幸存者、罹难者家属安全感、稳定感，帮助他们进行适度情感宣泄，引导他们和周围建立连接，力所能及地帮助他们解决各方面问题，陪伴他们平稳走过这段艰难时期。

一般心理救援均是"看——听——连接——结束"的过程。"看"不仅仅用眼去观察，还要用心去体会受影响个体当前的处境、当时的表现、所面临的短期问题和长期的困难。比如，要去看自己以及被帮助的人所在的场所是否安全，对方是否受伤、生病，是否有基本生活需求，是否表现出应激反应，是否有明显的抑郁和焦虑，是否表现出行为异常，例如酗酒、自杀等。"听"不仅用耳朵听对方表达的内容，还要注意"听"没有表达的内容，用"心"去听；询问对方所需和担心的事情，帮助他们解决最迫在眉睫的事情；可近距离接触被帮助的人，不要催促、逼迫对方讲话，不要打断对方的表达，不要加以干涉，不要试图评价或教育对方。耐心地等待，尊重对方的状况和情绪。如果对方想要谈谈，我们只要安静地倾听就可以了，给予共情，帮助其进行宣泄；如果对方表现出极度应激状态，我们就需要保持声音平静柔和，帮助对方恢复现实感，并确保他们不会独自一人。如果对方的情绪不稳定，表情、表现茫然，我们可以建议他们活动一下双脚，使其感到自己的脚踏在地上，建立安全的感觉，或用手指或手掌拍拍自己的大腿；也可以鼓励他们慢节奏地深呼吸。"连接"就是提供实际的帮助，满足需求，包括基本生活需要，如食物、生活用品、医疗用品等；对被帮助者应对困境的能力和反应给予肯定；鼓励他们运用积极的应对策略，包括充足的休息、规律的饮食、与家人和朋友在一起交流、与信任的人讨论问题、做放松活动（散步、唱歌、与孩子玩耍）、体育锻炼。"结束"不是简单的告别，要做好"铺垫"，不要让当事人觉得"被抛弃"，可以提前解释离开的原因；并说明后续会提供怎么样的安排；提供可以寻求帮助的途径或后续人员；介绍一些可以随时获得帮助的资源，如医疗机构等；最后还要向对方真诚地表达希望和祝福。

心理救援是一项复杂的任务，面对不同的人群、不同的事件甚至不同的地点都要做相应的调整，要有针对性，其核心的宗旨是为每一个需要心理救助的人提供个体化的心理救援。

贰 常见心理问题

上篇：儿童、青少年常见心理问题

青少年的心理特点和与其沟通的技巧

典型案例

妈妈：别老盯着手机，把眼睛看坏了！

小A：……

妈妈：我跟你说话呢！听到没有啊？！

小A：我刚写完作业，刷会儿视频不行啊？！

妈妈：就知道刷视频刷视频，啥时候能把刷视频的本事用在学习上？我看就是这手机视频害了你！

小A：我怎么样了？！我怎么样了？！我是倒数第一了还是怎么了？！

妈妈：你看看你们班那个……那个谁来着……上次家长会被老师点名表扬的，你要是有人家一半努力……

小A：我学习的时候你看到了吗？！你就只能看到我看手机？！烦不烦！

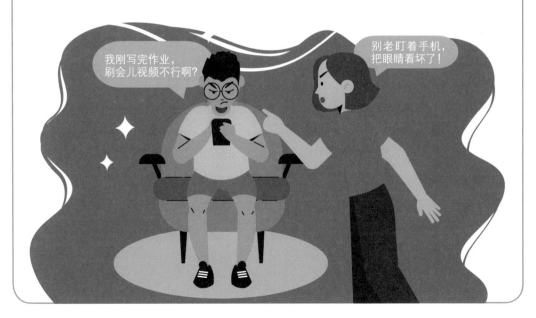

妈妈的日记：

今天孩子又不听话了，我真是又气愤又难受。什么时候才能让我省心一点？我说左他偏向右，我说前他偏向后。唉……其实吧，我对他的要求也不高啊，就希望他能好好学习，以后找个安稳的工作能养活自己，这样我也能安心了。平时少玩点手机，别像我一样高度近视。我的关心他怎么就不理解，也听不进去呢？

小A的日记：

每隔几日的争吵又如约而至，呵呵，我就是个废人了吧？动不动就数落我，在她的眼里，我就是个学习的机器，从来都不问问我在学校过得怎么样，开不开心，有没有遇到烦心的事情。满眼都是成绩，好像如果我成绩不好就不配做她的儿子一样，唉……我好难受……其实刷视频也是为了缓解学习焦虑，但是被她这么一说我就更焦虑了……

像小A这样处于青春叛逆期的孩子与家长之间的争吵与误会也经常在许多其他家庭中上演，孩子被贴上不听话与叛逆的标签，家长也被气得够呛。但其实并没有多少不听话、叛逆的孩子，更多的是被忽视的需求，如果站在这个角度思考，孩子只是在用一些特殊的方式想让家长看见，看见自己其实不仅需要你在学习上的督促，更需要你在生活上的关心；与不停地批评与提醒相比，孩子更需要你的赞美与鼓励。

在大部分人的印象当中，青春期是每个人都会经历的"叛逆"时期，他们不爱穿校服、喜欢精心打扮自己，他们不爱回家、常常抱团，他们爱发脾气、"不听话"，他们情绪多变、喜怒无常。最后，他们也总说父母不理解自己……这似乎是我们司空见惯的青春期，也有人会说："他（她）现在就是叛逆，过了青春期就好了。"那些没有被处理的情绪，过了青春期真的会好吗？

1. 青少年的心理特点

我们所说的青春期也就是青少年时期，一般是指12~18岁，是童年向成年过渡的时期。在这一时期，青少年在生理和心理上都产生了巨大的变化，生理上的成熟使青少年在心理上产生成人感，他们希望能够获得成人的某些权利，找到新的行为标准，并渴望变换社会角色。然而，由于他们的心理发展水平有限，有许多期望不能实现，容易产生挫折感。总之，由于此阶段身心发展不平衡，青少年面临种种心理危机，并出现一些心理及行为问题。

（1）生理成熟给心理带来的冲击与压抑

随着青春期的到来，青少年在生理上出现了急剧的变化，身高和体重迅猛增长、性器官发育、第二性征出现……这必然给他们的心理活动带来巨大的影响。首先，身体外形的成人感促使青少年渴望能够感受全新的成人世界，希望尽快摆脱童年时的一切，尝试更加成熟的穿着，而不是中规中矩的校服；尝试各式各样的发型，而不是只属于学生的寸头与马尾；尝试吸烟、喝酒、恋爱等，而不只有学习、考试……其次，由于性的成熟，青少年对异性产生了兴趣与好感，萌发了与性相联系的许多新的情绪体验，滋生了对性的好奇与渴望，但又不能公开表现出这种愿望和情绪，所以会感受到一种强烈的冲击和压抑。

（2）思维能力迅速发展却难以摆脱成人的矛盾

青少年认知能力的发展主要体现在思维能力的发展上，其思维发展的基本模式由形象思维、抽象思维过渡到辩证思维，与儿童时期相比，他们看问题不再那么绝对化，思维的创造性也迅速发展。一方面，青少年意识到自己已经长大成人，进而产生了强烈的独立意识，他们对他人的意见经常是怀疑和批评的态度，不喜欢老师、家长过多的管束，强烈要求自作主张；另一方面，由于阅历浅、实践少，在许多方面还不成熟，经济上不能独立，也难以摆脱成人独自决策、独立生活。

（3）关于"我是谁？"的思考

埃里克森将青少年期定义为一个人形成同一性的关键期。自我同一性是指个体在特定环境中的自我整合与适应之感，是个体寻求内在一致性和连续性的能力，是对"我是谁""我将来的发展方向是什么样的""我如何适应社会"等问题的主观感受和意识。为了获得自我同一性，青少年必须在某种程度上整合自我知觉的许多不同方面，使其成为一致的自我感。在青少年时期，对于自己是什么样的人和想成为什么样的人缺乏明确的认知，父母的教养方式和期望不当等问题都会造成青少年的同一性混乱。

2. 与青少年沟通的技巧

青少年处于童年向成年的过渡阶段，心智还没有完全成熟，伴随着容易冲动的特点，常处于一种与成人相抵触的情绪状态中，但是在他们的内心中并没有完全摆脱对父母的依赖，只是依赖的方式较之过去有所变化。童年时对父母的依赖更多的是情感和生活上，青春期时对父母的依赖则表现为希望从父母那里得到精神上的理解、支持和保护，所以家庭支持对于少年们来说非常重要。他们常说父母不理解自己，其实是告诉父母："你没有看到我的情绪"。如果父母看到了孩子出现了某种情绪，并尝试去接纳孩子的情绪，对处于青少年时期的孩子来说，这种"看见"本身就是一种接纳和帮助。

如果你有一个"不听话"的孩子，请听我说：

（1）孩子"不听话"说明他有自己的想法，作为家长可以先问问孩子对某件事情的想法，而不是直接让孩子如何去做。有些孩子可能不愿意和家长沟通，建议家长可以从觉察自己孩子的情绪入手，先共情孩子的情绪，同时表达自己的担忧而非责令，后面的沟通才会更加容易。

（2）看到孩子的缺点，更要认可他的优点，让孩子感受爱。如果家长对孩子失去耐心，总是数落孩子的不是，那会适得其反，就如同小A一样，在与家长的沟通中更容易暴躁、发怒，因为孩子会觉得自己的努力没有被看到，但是自己的不是总是被家长放大批评，久而久之会让孩子怀疑自己是否值得被爱。

（3）制定规则。也就是我们常说的规矩，例如完成作业后可以玩半小时游戏；考试达到约定的成绩可以获得一个礼物；做错事情需要用做家务来接受惩罚；等等。

（4）控制好自己的情绪，尊重孩子的选择。当孩子的选择与家长不尽相同时，家长可以理智地帮助孩子分析各种选择的优势与劣势，也许会带有少许情绪，这些都是正常的反应，但是请尽量用平静的语气、平和的心态与孩子沟通交流，这样才能使得沟通更加有效。

如果你有一个"不理解"你的家长，请听我说：

（1）我们和父母生活的年代不一样、经历的事情不一样，所以对很多事情的想法会有出入，当遇到矛盾的时候，有争吵和不愉快都是真实的情绪表达。

（2）不要懒得与家长沟通，这样只会让矛盾与不愉快存在的时间更长一些。尝试与家人沟通，说出自己的真实想法，他们丰富的生活经历也许可以帮到我们。

（3）勇敢地表达自己对某件事的情绪与担忧，提出自己的合理需求，真诚地与家长"谈判"。

（4）家长也是需要鼓励的，当家长能够接纳新的想法和改变时，可以大方地给予他们赞美与鼓励。

"小孩子怎么会抑郁"
——儿童、青少年抑郁

典型案例

　　小林，男，14岁，半年前开始出现发作性头痛不适，疼痛严重时无法正常上学。家长多次带小林去医院就诊，完善了相关的检查，未发现明显异常，偶服止疼药或者休息后能缓解疼痛，头痛症状时轻时重。近期老师反映小林上课不专心，经常走神，有时也会在课堂上睡着，在学校和同学交流明显减少。家长也觉得小林性格有变化，不愿意和家人接触，很容易发脾气，父母唠叨几句就会摔门、摔东西，经常在自己房间不出来，夜里很晚也不睡觉，常看手机，作业完成情况也变差。家长为此十分担心，多次找小林聊天了解情况，劝小林晚上别玩手机，早点睡觉。小林不愿意与家人沟通，称自己睡不着才会玩手机，玩手机才会觉得不那么痛苦，认为父母不理解自己。近半个月后小林上述症状明显加重，没办法上学，请假在家休息，头痛几乎每天发作，严重时会持续一整天，吃饭明显减少，睡眠更差了，严重时会整夜睡不着。他觉得生活没有意思，觉得自己一无是处，父母老师都不喜欢自己，体重下降十余斤。父母担心小林症状加重，带他到心理科就诊，经过医生仔细评估后，诊断为"抑郁症"。经过心理治疗及抗抑郁药物治疗，小林症状逐渐减轻，可以回到学校继续学习，与同学及父母的关系得到了改善，生活又恢复到了原来的模样。

基本概况

抑郁症在 6~16 岁儿童、青少年中的患病率为 2.3%，并有逐年升高的趋势。抑郁症严重影响儿童、青少年身心健康和他们的社会功能，多数患者反复发作，一些青少年的症状会持续到成年，为患者及父母带来了严重的负担和痛苦。对抑郁症早期的发现、及时干预可以大大减少儿童、青少年的痛苦，尽快恢复其社会功能，减轻家庭负担。

▶ 原因剖析

1. 生物学因素

（1）遗传学因素：抑郁症具有一定的遗传倾向，抑郁症患者的一级亲属比不具备该障碍的人的一级亲属患抑郁障碍的可能性高2~10倍，同卵双生子的同病率高于异卵双生子，说明抑郁症受遗传的影响。

（2）神经递质理论：最常见的影响抑郁症的神经递质是单胺类，包括去甲肾上腺素、五羟色胺、多巴胺等，这些神经递质大量集中在调节睡眠、食欲、情绪加工有关的边缘系统。

（3）大脑结构和功能异常：随着神经影像学技术的应用和发展，结构性脑影像研究发现，调控情绪的神经环路相关结构存在着一定的异常。

（4）神经内分泌理论：神经内分泌系统调节许多重要的激素，而这些激素反过来影响睡眠、食欲、愉快感的体验等基本功能。这些激素也有助于身体对环境应激源做出反应。

2. 心理社会因素

（1）生活事件与环境应激事件：应激性生活事件是抑郁症主要的风险因素。如突然增加的学业压力或考试失利，同学人际关系出现问题，校园霸凌，家人突然生病、去世，父母离异等等。

（2）家庭环境及教养方式：亲子关系、夫妻关系决定了家庭环境的氛围，青少年如果长期生活在冷漠、忽视、高控制欲或暴力的家庭环境中，出现抑郁症的可能性也会增加。

（3）青少年自身性格特点：青少年正处于情绪不稳定时期，青少年本身的性格特点、思维模式、应对方式都会影响抑郁症的发病。

（4）人际关系：如果拥有良好的同伴关系，会利于青少年自我的健康发展，减少情感障碍发生的可能性，同时在青少年出现抑郁症的时候能提供有力的支持系统，减轻症状，利于康复。

▶ 评估诊断

1. 情绪症状：感到心情低落、压抑，缺乏愉快感，总觉得生活没什么让自己开心的，没什么值得高兴的事情。动力下降，对日常娱乐活动和学习缺乏兴趣和动力，部分青少年患者会表现为烦躁不安，易激惹，很容易发脾气。

2. 思维症状：思维联想速度减慢、反应迟钝。注意力不集中，常常发呆或走神，学习效率下降，不能完成相关任务或作业。同时也会出现明显的自卑、自责等症状。

3. 行为症状：行为变得被动、迟缓，不愿意和周围人接触交往，不愿外出，不愿意上学。部分青少年会表现为不服管教，与父母对抗，离家出走，严重的可出现言语暴力和冲动行为，甚至会出现自伤、自杀的行为；有部分儿童、青少年还会通过使用电子产品、甚至抽烟喝酒来减轻自己的痛苦。

4. 躯体症状：可能出现躯体不适症状，如头昏、头痛、疲乏、气促、心慌、胸闷、胸痛、消化功能紊乱等；体重减轻、食欲下降、睡眠增多或入睡困难、早睡；也会有一部分出现食欲增加、暴饮暴食、体重增加的现象。

5. 功能受损：因为青少年阶段主要任务是学习，抑郁症状会影响正常的学习生活，主要表现在：①上学态度上的变化，对上学不感兴趣，不想上学，或者因为躯体各种不舒服，没办法上学；②学习能力

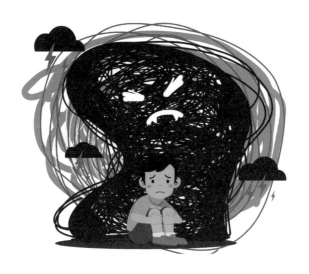

下降，很多青少年会觉得自己大脑反应变慢，记忆力不如从前，没办法集中注意力，导致不能很好地完成学业任务；③学习自信心不足，每当考试临近会紧张，担心自己没有准备好，不敢应对考试等等。

理解和应对

如果是你是正经受抑郁症困扰的青少年：

1. 丢掉病耻感：很多青少年不希望父母知道自己目前的状态和困境，不愿意暴露自己无力的部分，往往正因此错过了干预的最佳时间。患有抑郁症不是你的过错，在遇到一些困境和问题时，应寻求支持与帮助。

2. 合理安排自己的生活：适当的运动、健康的饮食、充足的睡眠会减少抑郁症发生的可能性；同时，若你正经受抑郁症困扰，这样做也会帮你减轻症状，尽快地康复。

3. 与家人或朋友及时沟通：当出现一些情绪困扰或症状时，可以及时向家人及朋友倾诉，取得他们的理解支持；主动向家人朋友提出需要和请求，帮助自己减轻痛苦。

4. 如果尝试了上述办法，还是没办法改善自己的症状，可以及时寻求专业的心理医生或机构的帮助。抑郁症作为疾病，与感冒、高血压等疾病的本质是一样的，需要规范化的治疗，而你的配合，会促进治疗更好地发挥作用。

如果你身边的青少年正经受抑郁障碍的困扰：

1. 理解、倾听：作为抑郁症青少年的家人和朋友，首先需要做的是无条件接纳他们，鼓励他们分享自己的感受、想法，专注地倾听，不要着急去出主意、做判断，要站在他们的角度去理解他们的情绪和症状。

2. 积极关注：抑郁症青少年会有很多负面性的体验，例如觉得自己很失败，拖累了父母等等。作为他们的家人和朋友，需要在这个时候去帮助他们关注一些积极的内容，比如指出他们完成得好的部分，关注他们微小的成就和变化。

3. 一起制定计划：抑郁症青少年会出现很多行为问题，这时有计划、有步骤地配合他们制定一些行为计划，增加有益活动的时间，帮助他们更好地恢复。

4. 鼓励他们接受正规的治疗：患有抑郁症的人很多伴随着明显的病耻感，不愿意承认或让别人知道自己生了这样的病，如果经过上述的一些方法你还是无法帮助他们恢复起来，或者他们出现了严重的自伤、自杀的观念和行为，作为他们的朋友或家人，你应该鼓励他们积极配合专业的治疗，寻找专业医疗机构进行诊治。

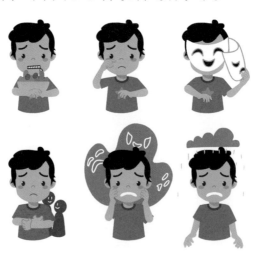

别让"网瘾"吞噬了原本美好的青春
——儿童、青少年网络成瘾

典型案例1

小涵，20岁的大男孩，原本是一个优秀的少年，却被"网瘾"吞噬了美好的青春。父母说小涵以前是个聪明活泼、喜欢运动的阳光男孩，学习成绩在中上等，高考也如愿考上了一所还不错的本科院校。可上大学之后，小涵并没有开启一段积极向上的大学生活，他如同脱了缰的野马，沉迷于网络无法自拔。

最初，小涵也只是带着新奇感和探索欲，和室友开启了五五开黑的游戏模式，可慢慢地，小涵在虚拟网络世界里体会到在现实生活中无法感受到的即刻的获得感与成就感，逐渐开始白天翘课去网吧，打游戏到深夜，花钱买游戏装备，直到赢得游戏的胜利，又被激励着要赢得下一场游戏。小涵熟悉地操作着键盘，开启一局又一局的游戏，而他的青春也在被一点一点吞噬。游戏的时间越来越长，打回家的电话越来越少，父母的来电，小涵也总是敷衍两句就草草挂断，对先前的爱好都不再感兴趣。起初，小涵父母并没有察觉到异常，直到小涵因五门功课挂科，被学校发了留级单，父母才意识到问题的严重性，在老师和朋友的推荐下，带着小涵来到专科医院心理科寻求帮助。

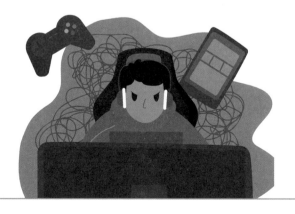

典型案例2

"医生，你说我家小孩还有救吗？"一位父亲进入诊室急切地诉说着儿子乐乐的问题。"自从我和孩子的妈妈离婚，孩子就跟他奶奶一起生活，奶奶十分溺爱乐乐，要手机就给。乐乐每天都抱着手机，

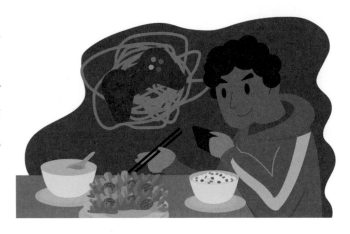

连吃饭都不放下，嘴里不停念叨着打排位吃鸡，一让他学习，他就会发脾气哭闹，有时甚至摔东西，不给他钱去网吧，就嚷嚷着要离家出走。孩子跟我说：'我没有一个温暖的家，只有打游戏才能体会到快乐。'在学校，老师反映乐乐白天总是瞌睡，学习成绩下滑明显，课间只与同学讨论打游戏，不愿意参加户外体育运动。"

"回到家看到乐乐这个样子，我恨子不成龙，控制不住要去责骂他，有一次甚至动手打他，可是乐乐还是千方百计偷着玩，现在甚至都不愿意去上学，家里的矛盾也就此升级。亲戚推荐我带孩子来医院看看，但乐乐不愿意跟我来，认为自己没有病。可他才14岁啊，人生不能就这样被游戏毁掉了。医生，打游戏到底是不是病呢？我又该怎么做呢？"父亲愁容满面，道出一个又一个的担忧、一个又一个的疑问。担忧孩子的人生会被游戏毁掉，却又不知道如何引导孩子从游戏中走出来，这是很多父母面临的困惑。

基本概况

在互联网高速发展的时代，无论是儿童、青少年或者成年人都会使用电脑、手机等在网络上获取信息，进行社交、娱乐游戏等。然而在满足个体需求的同时，过度不当的使用也可能造成负面的影响，尤其在儿童、青少年群体中，网络使用障碍发生率逐年攀升。其中，未成年人网络使用障碍受到全社会高度关切，统计数据表明，全世界范围内青少年过度依赖网络的发病率约6%，而在中国，这一比例接近10%。

2018年，世界卫生组织发布新版《国际疾病分类》，将"游戏成瘾"列为疾病，专业名称为"游戏障碍"，并明确9项诊断标准，以帮助精神科医生确定患者是否对游戏产生依赖。

游戏障碍患者日常表现为无节制沉溺于单机或网络游戏，对游戏行为的开始、结束、持续时间都没有办法控制。因过度游戏而忽略其他兴趣爱好和日常活动，游戏成为生活中的优先行为，所有其他兴趣爱好，包括日常活动都要让位于游戏。明知道玩游戏的行为会对学业、人际关系、家庭关系、健康造成损害，但是还是没有办法停止。

▶ 原因剖析

上述案例中正值青春年少的小涵和乐乐原本可以阳光快乐地成长，却由于过度沉迷网络游戏，对身体健康、生活学习、亲子关系等均造成了严重影响，仍无法停止，进而表现为失控性的游戏行为。

为什么青少年更容易陷入游戏障碍？首先尝试去了解他们在网络游戏中获得了什么样的感受。乐乐说自己没有一个温暖的家庭，只有在游戏中才能体会生活的愉快感。小涵在团战中带领队友取得胜利，在游戏的打怪升级获得最终奖励时，体会到了日常生活中从未有过的成就感和意义感。可见游戏能带给青少年明显的愉快感、成就感、意义感。

另一方面，从乐乐的家庭成长环境看，父母早年离异，乐乐由奶奶带大，教养方式放纵，被过分宠溺的乐乐从小就无节制地接触电子产品，而父亲缺少与乐乐的有效情感沟通，他批评甚至体罚的方式并没有有效制止乐乐沉迷游戏，反而让乐乐出现情绪波动，甚至做出冲动行为。家庭变故对青少年心理健康影响较大，缺乏父母关爱的孩子很容易通过虚拟网络逃避现实痛苦，从网络中获取幸福感和存在感，进而沉迷其中。

游戏障碍的发生除了以上提到的心理、社会和家庭因素，同样不可忽略的还有生物学因素。青少年大脑仍处于不断发育当中，参与构成奖赏通路的前额叶皮层和腹侧纹状体等脑区对外界刺激非常敏感，进行游戏时可以激活大脑奖赏通路内多巴胺传递，使人产生更高强度的快感。目前游戏障碍的生物学机制仍在不断研究探索中。

▶ 评估诊断

并非所有沉迷游戏的表现都是精神疾病。游戏障碍有严格的临床诊断标准。在世界卫生组织的《国际疾病分类》中，确诊"游戏障碍"往往需要相关症状持续至少12个月，如果症状严重，观察期也可缩短。

现行标准中一共列出了9种症状，一般要满足其中5项，才可考虑后续判断。

1. 完全专注游戏；

2. 停止游戏时，出现难受、焦虑、易怒等症状；

3. 玩游戏时间逐渐增多；

4. 无法减少游戏时间，无法戒掉游戏；

5. 放弃其他活动，对之前的其他爱好失去兴趣；

6. 即使了解游戏对自己造成的影响，仍然专注游戏；

7. 向家人或他人隐瞒自己玩游戏的时间；

8. 通过玩游戏缓解负面情绪，如罪恶感、绝望感等；

9.因为游戏而丧失或可能丧失工作和社交。

理解和应对

　　游戏障碍对儿童、青少年的生理、心理和社会功能影响重大。长期沉迷网络，他们无法保证规律作息，睡眠质量下降，身体健康会受到影响。同时因耗费大量时间和精力沉迷网络，使青少年无法积极参与学习和社会实践活动，影响健康广泛的兴趣爱好的培养，社会功能受到损害。另外，网络社交具有虚拟性，在心理上，儿童、青少年心智尚未发育成熟，对于辨别不良信息和自我管理的能力较弱，过度地沉迷，甚至会导致无法分辨虚拟和现实。严重的情况下，部分青少年在习得网络不良信息时，很可能出现各种品行问题，甚至危害社会，走上违法犯罪的道路。

　　可见游戏障碍对青少年的危害之大，那么如果你的孩子陷入游戏障碍无法自拔，作为父母此时能做些什么呢？在这里有几点建议给到家长。

　　1.积极关注孩子心理健康，营造良好家庭氛围

　　青少年在遭遇生活、学习、情感等方面挫折时，容易出现不良的情绪，如果缺少正确引导与合理关注，他们很容易通过网络游戏回避问题、发泄情绪，因此父母应积极关注孩子心理健康发展，引导采取正确积极的问题解决方式。父母要营造良好的家庭氛围，让孩子在温暖和谐的家庭环境中成长；父母要重视孩子的心理需要，尽早察觉孩子沉迷网络甚至成瘾的可能原因，并给予孩子更多的陪伴和关爱，多陪伴孩子参加社会活动，增加亲子互动，不错过他们的成长；父母要注意培养孩子广泛的兴趣爱好，并能从日常生活的进步中给予孩子鼓励和肯定，让他们在现实生活中就能获得成就感和认可感。

　　2.引导孩子正确认识网络，培养良好的自控力

　　父母是孩子成长路上的指路明灯，当孩子迷失方向时，不要批评打骂，而是引导孩子对网络有正确的认识：正确合理地使用网络，可

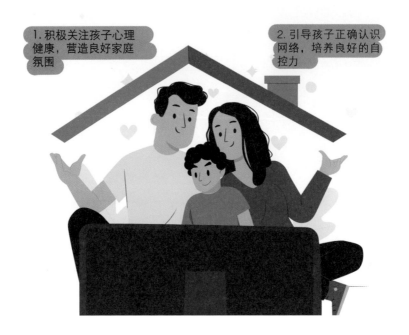

以促进知识信息交流，愉悦身心；而过度沉迷网络，会影响身心健康和日常学习生活。帮助孩子鉴别网络不良信息。通过改变孩子的认知，促进孩子行为的变化。另外，儿童、青少年自我控制能力较弱，父母应帮助孩子建立与网络间的界限，合理安排网络娱乐时间，有节制地进行游戏。制定合理的奖励机制，如孩子达到要求，能够按照约定好的计划进行，可适当设置奖励，积极强化正向行为。

最后，如果网络使用已严重影响青少年社会功能甚至合并其他精神障碍，建议到精神专科医院就诊，切勿通过简单粗暴的方式，试图达到"棍棒底下出孝子"的效果，否则可能适得其反，引发更严重的问题。

"孩子上课总是动个不停怎么办"
——注意力缺陷多动障碍

典型案例

　　小雨是一名女生，今年11岁，上4年级。

　　小雨幼儿期活动多，喜欢与小朋友追逐打闹，经常主动挑起事端、好冒险，不顾后果，不能安静下来看图书或听故事。进入小学后上课总是搞小动作，玩弄手指和学习用具，注意力不集中，容易走神，难以专心听讲，不遵守课堂纪律，课堂上爱和小朋友讲话，不能按时完成课堂作业，学习成绩差，老师多次提醒也无效果。家庭作业拖拉，边做边玩耍，有始无终，需要大人督促才能完成，经常遗失书本和其他学习用具，自己的书包、房间都是乱糟糟的。不时与同学发生摩擦及打架事件，不受同学欢迎。

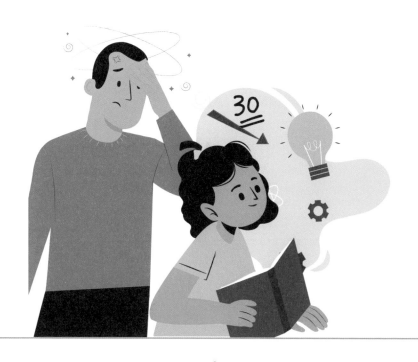

基本概况

小雨患的是注意缺陷多动障碍，英文名为 Attention Deficit Hyperactivity Disorder，简称 ADHD，也被称为多动性障碍（hyperkinetic disorder），主要表现为与年龄不相称的注意力易分散、注意广度缩小、不分场合的过度活动和情绪冲动，并伴有认知障碍和学习困难，智力正常或接近正常。

ADHD 全球儿童患病率约为 7.2%，60%~80% 可持续至青少年期，50.9% 持续为成人 ADHD。约 65% 的患儿存在一种或多种共患病。ADHD 不仅损害学习功能，还存在其他多方面、涉及全生命周期的损害。

▶ 原因剖析

ADHD病因和发病机制尚不完全清楚，目前认为ADHD的发生是在胚胎期和婴儿早期由复杂的遗传易感性与暴露的环境等多种不利因素协同作用的结果。因此应对具有高危因素的儿童进行监测和早期识别，从年龄及病程上做到早发现、早诊断。

重点监测人群包括以下两种。（1）具有遗传易感性的高危儿：有患ADHD的兄弟姐妹、父母或其他亲属。（2）具有环境易感性的高危儿：①母亲孕期和围生期直接或间接吸烟、饮酒、感染、中毒、营养不良、服药、产前应激，胎儿宫内窘迫、出生时脑损伤、出生窒息、低出生体重等；②铅暴露、双酚A等环境暴露；③长期摄入富含加工肉类、披萨、零食、动物脂肪、氢化脂肪和盐等的西式饮食；④父母关系不良、父母情绪不稳及教育方式不当（如消极、挑剔和严厉）等。

▶ 评估诊断

到目前为止，没有明确的病理变化作为诊断依据，所以目前仍主要是以患儿家长和老师提供的病史、临床表现、体格检查（包括神经系统检查）、精神检查为主要依据，采用描述性诊断方法。DSM-5的描述更易操作。

1. 症状标准：一种持续的注意缺陷和/或多动-冲动的模式，干扰了功能或发育，以注意障碍、多动和冲动为主要特征。

注意障碍：存在以下六项症状或更多，至少持续六个月，而且与发育水平不相符合，并影响了社会、学业和职业活动。年龄较大（17岁及以上）者，至少有五项症状。

（1）注意力不集中症状

a. 经常在学习、工作或其他活动中难以在细节上集中注意，或犯粗心大意的错误（如忽视或注意不到细节、工作粗枝大叶）。

b. 经常在学习、工作或娱乐活动中难以保持注意力集中（如在演讲、谈话和长时间阅读时难以保持注意力集中）。

c. 经常在与他人谈话时显得心不在焉、似听非听（如思绪似乎在其他地方，即使没有任何明显分散注意的事物）。

d. 经常不能按要求完成作业、家务及工作任务（如开始任务后很快失去注意力，并容易分心）。

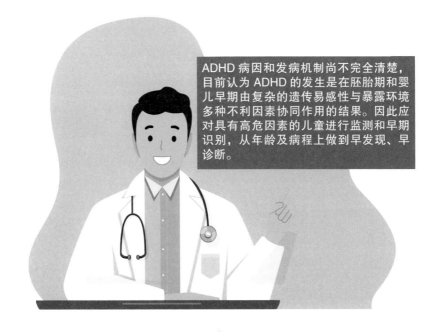

ADHD病因和发病机制尚不完全清楚，目前认为ADHD的发生是在胚胎期和婴儿早期由复杂的遗传易感性与暴露环境多种不利因素协同作用的结果。因此应对具有高危因素的儿童进行监测和早期识别，从年龄及病程上做到早发现、早诊断。

e.经常难以有条理地安排任务和活动（如难于管理顺序性任务；难于有序保管资料或物品；做事凌乱、无序；糟糕的时间管理；很难如期完成任务）。

f.经常不愿或回避进行需要持续动脑筋的任务（如学校作业或家庭作业，对较大青少年和成年人则为准备报告、完成表格、审阅较长文章）。

g.经常丢失学习和活动的必需品（如学习资料、铅笔、书、钱包、钥匙、书本、眼镜、移动电话等）。

h.经常因外界刺激而容易分心（对较大青少年和成人，可包括无关思维）。

i.经常在日常生活中健忘。

多动冲动症状：存在以下六项症状或更多，至少持续六个月，而且与发育水平不相符合，并影响了社会、学业和职业活动。年龄较大（17岁及以上）者，至少有五项症状。

（2）多动与冲动症状

a.经常坐立不安，手脚不停地拍打、扭动。

b.经常在应该坐着的时候离开座位（如在教室、办公室或其他工作场所离开自己的位置，或其要求留在原地的情境）。

c.经常在不适宜的场合中跑来跑去、爬上爬下（注意：对于青少年或成人，可能只有坐立不安的感受）。

d.经常很难安静地参加游戏或课余活动。

e.经常一刻不停地活动，如被马达驱动一样（在长时间内很难安静或感到不舒适，如在餐馆、会议中，可能让他人感到烦躁或很难跟上）。

f.经常讲话过多、喋喋不休。

g.经常在问题尚未问完时就抢着回答（如说出别人该说的话；抢着对话）。

h.经常难以耐心等待轮换到自己（排队等候时）。

i. 经常打断或侵扰他人（如插入谈话、游戏或活动；可能未询问或得到别人允许就开始用别人的东西；对青少年和成年人，可能侵入或接管别人正在做的事情）。

2. 病程标准：12岁前出现，明显的注意力不集中、多动和冲动等方面症状。

3. 症状出现的广泛性：症状必须出现在两个或以上的场合（在家，在学校和工作场所与朋友、亲戚相处时）。

4. 严重程度标准：症状影响或降低了患者社会生活质量，学业和职业功能。当前严重程度分为：①轻度：没有出现或者出现很少的超过诊断需要的症状，且症状导致社会或职业功能的较小损害。②中度：功能损害处于轻度和重度之间。③重度：出现很多超过诊断需要的症状，或出现一些特别严重症状，或症状导致显著的社会或职业功能损害。

5. 排除标准：症状不是发生在精神分裂症或其他儿童期精神障碍病程中，也不好用其他精神障碍解释（情感障碍、焦虑障碍、分离或人格障碍）。

理解和应对

ADHD给孩子带来的困难是客观存在的，诊断的目的是治疗。4~6岁以行为干预为主，而6岁以上以药物治疗为首选，辅助以行为干预、父母培训、学校老师的配合等，都属于治疗的环节。家长培训是ADHD儿童治疗中一种重要的非药物治疗方法，教家长如何在家庭环境中运用行为矫正的原则改善ADHD患儿的症状，是家长培训的核心。通过家长培训，提高家长对ADHD的认识，促进家长对行为矫正原则的理解，改善孩子对家长命令的服从，从而最终提高治疗的效果。学校干预是对ADHD儿童进行治疗的一个重要部分。临床医师在治疗学龄期ADHD儿童时不能孤立地工作，与家长、老师和学校其他工作人员的及时沟通是必需的，以此监测疾病的进展和治疗的有效性。家长是治疗计划中最重要的合作人员，心理学家、儿童精神科医师、教育学专家、儿科医师和其他精神卫生专业人员治疗服务的整合有利于ADHD儿童治疗的顺利进行。

ADHD治疗药物以中枢兴奋剂和非中枢兴奋剂为主，注意逐步增加剂量以达到最佳剂量。中枢兴奋剂常用的有哌甲酯和安非他明。我国目前仅有哌甲酯类制剂为一线治疗药物。哌甲酯药物治疗的主要机制可能是促进神经递质的释放，阻止儿茶酚胺类神经递质的重吸收，从而增加突触间隙的多巴胺浓度。

目前，ADHD已确定为一种具有明显生物学基础的疾病，但是很少有患者愿意主动接受药物治疗。即使接受了药物治疗，也很少能够持续治疗。其主要原因在于：第一，目前ADHD药物虽然疗效明显，但是也会因人而异产生一些不良反应，很多家长担心药物的不良反应而不能坚持治疗；第二，家长对ADHD的认识尚有误区，不认为ADHD是一种病，因此，往往认识不到ADHD对儿童影响的严重性；第三，部分患者的疗效不佳，使很多患者放弃治疗。研究证实，ADHD的药物治疗效果明确，不良反应可控，坚持治疗，可以减少ADHD共患其他疾病，改善患者的身体状况。根据中国的国情，达到ADHD长期治疗目标，还需要很多努力，需要医生、家长、老师和相关部门的通力合作，规范用药，从而促进ADHD的缓解，达到最佳疗效和终期治疗目标。

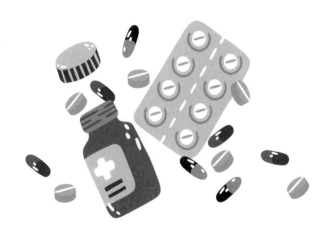

只喜欢一个人玩的孩子
——孤独症谱系障碍

典型案例

　　小明今年 5 岁，他的妈妈在 25 岁生下了他，当时听到宝宝健康的消息，全家都非常开心。小明的爸爸是一名程序员，工作繁忙，经常不在家。小明 5 个月的时候，他的妈妈返岗上班，由爷爷奶奶照顾。作为父母，最开心的就是听到自己的孩子叫一声"爸爸、妈妈"，可是无论爸爸妈妈教了多少遍，小明就是不开口。好不容易三岁了，小明终于叫出了"爸爸、妈妈"，但是喊爸爸妈妈时也不看着他们，夫妻俩只觉得孩子是发育迟缓，没有多想。爷爷奶奶反映，小明非常难带，把家里面玻璃的东西全部摔碎，把冰箱里面的鸡蛋丢掉，手机、平板电脑摔坏好几部。不跟人对视，叫名字不应，不听指令，喜欢看灯光，看霓虹灯，有时候喜欢转圈圈。上了幼儿园，不愿意和小朋友玩耍，基本上一个人待着，有时候小朋友嘲笑他，他也不会在意，渐渐的小朋友都不跟他玩了，小明也不在意。后来小明在幼儿园没有朋友，基本上都是自己一个人玩，不与人说话，也不参加集体活动，喜欢手里抓着一支笔，睡觉时也不肯放下。夫妻俩终于意识到孩子出了问题。

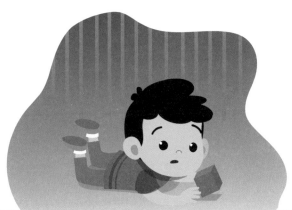

基本概况

小明患的是孤独症（Autism），也称自闭症，现在归属于孤独症谱系障碍（Autism Spectrum Disorder，ASD）。孤独症是一组以社交沟通障碍、兴趣或活动范围狭窄以及重复刻板行为为主要特征的神经发育性障碍。自 1943 年 Leo Kanner 医师首次报道儿童孤独症以来，有关孤独症及其相关障碍的名称和诊断标准不断变迁。2013 年 5 月 18 日，美国精神病学会发布精神疾病诊断统计手册第五版（Diagnosis and Statistical Manual of Mental Disorders–fifth edition, DSM-5）正式提出 ASD 的概念。早期报道孤独症为罕见病，近 20 多年来的流行病学调查数据显示，全球范围内 ASD 患病率均出现上升趋势，估计全球患病率在 1% 左右。

孤独症是导致我国儿童精神残疾的最大病种。在我国第二次全国残疾人抽样调查中，我国 0~6 岁精神残疾（含多重）儿童占 0~6 岁儿童总数的 1.10‰，约为 11.1 万人，其中 36.9% 由孤独症所导致。孤独症或孤独症谱系障碍男性更易罹患，男女比例为 4.2 ：1。虽然女性孤独症患儿相对少见，但有研究报道，女性孤独症患儿症状往往相对较重，而且更易合并癫痫。孤独症或孤独症谱系障碍城市和农村分布无显著性差异，但也有研究报道，城市儿童患病率更高。我国研究报道，男、女性患病率及城市、农村患病率均无显著性差异。

ASD 核心症状尚无药物可以治疗。长期以来学者普遍认为多数 ASD 患儿预后不良，成年后多不具备独立生活、学习和工作能力，成为家庭和社会的沉重负担。但近年来越来越多研究发现，早期发现、早期行为干预和教育可显著改善 ASD 患儿的不良预后。

▶ 原因剖析

孤独症谱系障碍的病因及发病机制非常复杂。该类疾病是一个遗传因素为主，遗传因素和环境因素相互作用而导致的结果。

遗传因素：双生子研究显示，孤独症在单卵双生子中的同病率高达61%~90%，而异卵双生子同病率为20%~30%。在兄弟姊妹之间的再患病率在4.5%左右。这些现象提示孤独症存在遗传倾向性。某些染色体异常可能会导致孤独症的发生。较常见的表现出孤独症症状的染色体病包括脆性X染色体综合征、结节性硬化症、15q双倍体和苯丙酮尿症。每年均有新的关于孤独症候选基因的报道，繁多的候选基因提示了孤独症是一种多基因遗传病，即孤独症可能是在一定的遗传倾向下，由环境致病因子诱发的疾病。

脑结构和功能异常：孤独症谱系障碍患儿存在脑结构和功能的异常。在脑结构研究方面，孤独症谱系障碍患儿存在小脑发育不良、脑干缩小（包括中脑、脑桥、延髓）、杏仁核缩小、胼胝体缩小、海马缩小、侧扣带回缩小、整个大脑体积增大、侧脑室扩大、尾状核体积增加等。功能磁共振研究显示，孤独症患者的额叶功能以及额叶-纹状体通路存在功能异常。

神经生化因素：目前的研究显示，多种神经递质，包括五羟色胺（5-HT）、多巴胺（DA）、谷氨酸、γ-氨基丁酸等异常可能与孤独症有关，但确切关系尚不明确。

感染与免疫因素：早在20世纪70年代末就有研究发现，孕妇患病毒感染后，其子代患孤独症的概率增大。后来数个研究均提示，孕期感染与孤独症发生可能有一定的关系。已知的相关病原体有：风疹病毒、巨细胞病毒、水痘-带状疱疹病毒、单纯疱疹病毒、梅毒螺旋体和弓形虫等。推测这些病原体产生的抗体，由胎盘进入胎儿体内，与胎儿正在发育的神经系统发生交叉免疫反应，干扰了神经系统的正常发育，从而导致了孤独症的发生。

母孕期不利因素：母孕期不利因素是孤独症或孤独症谱系障碍的危险因素，包括：母孕龄高，母亲怀孕时父亲年龄大，母孕期有先兆流产、病毒感染、吸烟、服用某些药物、羊水的胎粪污染、胎位异常、情绪不稳、宫内窘迫及出生时有难产或早产、出生窒息、低出生体重等。

▶ 评估诊断

孤独症起病于3岁之前，大约有2/3的患儿在出生后逐渐表现出异常，另外的1/3的患儿会经历1~2年的正常发育期，后逐渐表现出孤独症症状。多数家长在患儿2岁前就会发现其明显的异常，例如孩子与人目光交流差，对别人喊他的名字无反应，不会用手指东西，言语发育迟缓甚至终生不会说话，会出现不恰当的行为等。随着年龄的增长，会逐渐表现出孤独症的核心症状，即社会交往障碍、交流障碍、兴趣狭窄和刻板重复的行为方式，且在不同的年龄阶段，每个核心症状也有其特征性的表现。

在社会交往障碍方面，婴幼儿期表现为没有期待被抱起的姿势，抱起时身体僵直，缺少社交性微笑，对大人的引逗不感兴趣、缺乏反应。儿童期表现为缺少与人交往的兴趣，与同伴玩耍不感兴趣，喜欢一个人独处，别人喊他不理睬。青少年或成人期表现为没有朋友也不感觉到孤单，更愿意一个人待着做自己喜欢的事情，或者有与别人交往的兴趣但是缺乏社交技能，不会与别人交往。

在交流障碍方面，表现为说话晚、言语表达能力差，很晚才分得清"你、我、他"，甚至有人终生无语言。交谈过程中会突然冒出与主题无关的言语，使用书面化言语，以相同节奏、不变的音量与人交流，同时缺少肢体语言及面部表情的变化。

在兴趣狭窄和刻板重复的行为方式方面，表现为出现奇怪的动作，如踮着脚走路，反复玩手、拍手，反复转圈，凝视某处等；对一些单调或者某种形状的事物表现出痴迷，会反复研究，穷尽极致地收集相关的知识；性格显固执，拒绝改变一些生活习惯。对于无生命物品有特殊依恋，喜欢某件玩偶、某件衣物等。

理解和应对

　　ASD 的早期干预以教育训练为主，教育训练的目的在于改善核心症状，即促进社会交往能力、言语和非言语交流能力的发展，减少刻板重复行为。同时，促进智力发展，培养生活自理和独立生活能力，减少不适应行为，减轻残疾程度，改善生活质量，缓解家庭和社会的精神、经济和照顾方面的压力。力争使患儿在成年后具有独立学习、工作和生活的能力。ASD 患儿存在着多方面的发展障碍，因此在治疗中应该根据患儿的个体情况，将行为矫正、教育训练、结构化教学等相应课程训练与药物治疗等手段结合起来形成综合干预治疗。

　　早期干预的原则：①早开始：干预越早越好，确诊患儿立即干预，对可疑的患儿也应及时进行干预。②科学性：使用有循证医学证据的方法进行干预。将发育理念和行为干预策略整合在对 ASD 患儿的早期干预中，可以有效改善他们的发育水平、适应功能和语言能力。③系统性：干预应该是全方位的。早期干预的目标是促进发育总体水平的进展，既包括对 ASD 核心的社会交往和情感交流缺陷的干预训练，

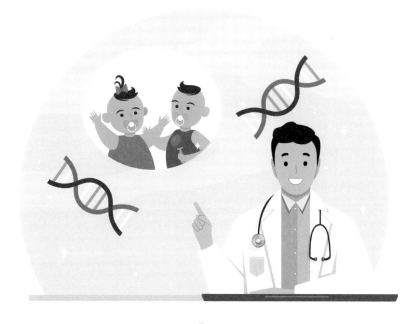

也要同时促进患儿身心发育、智能、生活自理能力提高、滋扰行为减少和行为适应性方面的改善。④个体化：针对ASD患儿在社交、情感、智力、行为、运动、躯体健康、共患病等诸多方面的不同，在充分评估疾病和各项功能的基础上开展有计划的个体化训练，小组训练应该由具有类似能力的患儿组成。⑤家庭化：强调和鼓励家庭和抚养人积极参与干预。应该对家长进行全方位支持和教育，提高家庭在干预中的参与程度。⑥社区化：妇幼保健机构应该逐步建立社区训练中心，使ASD患儿可以就近干预，实现以社区为基地、家庭积极参与的干预模式。在我国，社会资源开办的日间训练和教育机构众多，妇幼保健机构负有管理和规范的责任。⑦长程高强度：保证每天有干预，干预的整个时间以年计算，早期干预疗程持续2年及以上。

尽管尚没有药物能够明确有效地改善孤独症或孤独症谱系障碍儿童的社会交往障碍和交流障碍，但是既往研究已表明，精神药物能够有效改善患儿存在的情绪行为异常，如：情绪不稳、易激惹、自语、自笑、过度活动、刻板重复行为、自伤及攻击行为等。因此，当孤独症或孤独症谱系障碍患儿存在明显的情绪行为异常时，如行为治疗无效，应及时予以精神药物治疗，以改善患儿的情绪行为症状，同时也为教育训练创造更好的条件。在使用精神药物时，应遵从以下原则：①权衡利弊，根据患儿的年龄、症状、躯体情况合理选择治疗药物。一般情况下，学龄前儿童不建议使用精神药物。②做好知情同意。③低量起始，根据疗效和药物不良反应逐渐增加药物剂量；达到理想疗效后，可连续服用6个月，然后逐渐减药，并视情决定是否停药。如停药后症状反复，则需继续服药治疗。④密切监测和及时处理药物的不良反应。⑤同时进行其他形式的治疗干预，如：教育训练、行为治疗等。

考上大学反而不好了
——适应障碍

典型案例

　　18岁的男生李某，三个多月前进入大学，开始了大一新生生活。李同学学习成绩一直较好，只是性格比较内向、不善于交际，高考也发挥正常，后考入比较满意的大学，高考完他对大学生活充满向往，暑假也过得很愉快。进入大学后开始了集体宿舍生活，由于刚进入大学大家都感到新鲜，舍友晚上会一起畅聊或看电影至深夜，这让作息比较规律又性格内向，并且从未住过集体宿舍的李同学感觉到了不适应，对舍友间的聊天他感到难以参与和融入，晚上准备睡觉时又会觉得吵闹难以入睡。这种状况持续了两周左右，李同学终于鼓起勇气和舍友提出了希望晚上能早点安静睡觉的要求，舍友也配合了他，晚上熄灯后就安静地做各自的事情，但李同学仍然难以入睡，稍微有一点声响就会紧张，对舍友的动静特别关注。于是，他进一步要求舍友定点关灯、不允许熄灯后闲聊，与舍友的关系也变得疏远、紧张起来。舍友还算迁就李同学，他自己对此也心怀愧意，但晚上仍难以入睡，没有声响和光线也睡不着，躺床上感到心慌、颈部酸胀不舒服，心里也感到烦躁，越烦躁越睡不着，要到下半夜才迷糊睡着。他自己觉得睡得不踏实，对舍友的呼吸声、磨牙声特别关注，夜深人静的时候听着特别烦躁，自觉像猫在心里抓挠，知道舍友不是故意的不能怪人，但有时还是会控制不住砸几下床板。他和舍友相处变得更加不愉快，在宿舍感到被疏远排挤，觉得他们对自己爱搭不理，在宿舍就觉得心里不舒服、不开心。

　　白天，李同学会觉得精神欠佳，上午感到头脑昏沉，不能集中注意力学习，下午会犯困要睡午觉，经常在上课时睡觉，有时甚至独自

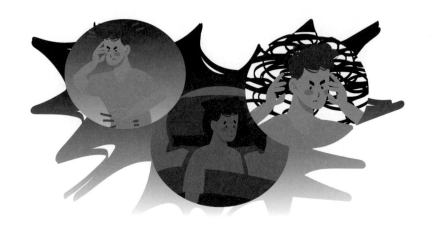

在宿舍睡一下午觉而不去上课。他逐渐感到跟不上学习节奏，害怕持续下去影响学业。李同学思考再三，打算在学校外租房子独住，觉得离开了宿舍一切就会变得好起来，于是向学校提出外宿申请，但学校需要相关手续，所以他专门来医院就诊咨询。

基本概况

　　李某的情况可能患有的是适应障碍，在诊断标准里定义适应障碍是一种对可识别的心理社会应激源或多个应激源（例如，离婚、患病、残疾、社会—经济问题、在家庭或工作中发生冲突）的适应不良性反应，通常在应激源后的 1 个月内出现。适应障碍表现为对应激源及其后果的先占观念，包括过度的担忧、反复而痛苦地想有关应激源的事情、或不断地对它们的"含义"思维反刍；也表现为难以适应应激源，导致个人、家庭、社交、学业、职业或其他重要领域功能的显著损害。这些症状的特异性或严重程度必须不满足另一种精神行为障碍的需求，且通常在应激源出现后 6 个月内消失（除非应激源持续了较长时间）。

　　适应障碍的临床表现形式多样，通常主要以情绪障碍为主，如抑郁、焦虑，但也可以表现为适应不良的品行障碍为主，而不同年龄的人表现不同：

1. 成年人多见情绪症状，焦虑、抑郁以及与之有关的躯体症状均可出现，但达不到焦虑或抑郁的诊断标准；

2. 青少年以品行障碍为主，如侵犯他人的权益或行为与年龄不符，如逃学、偷窃、说谎、斗殴、酗酒、破坏公物、过早开始性行为等；

3. 儿童则可表现为退化现象，如尿床、幼稚言语或吸吮手指等。

▶ 原因剖析

研究证明，适量的刺激对于个体的生存和发展是有益的，但过多、过强、过长的心理压力或刺激可影响人的心身健康，如致心因性精神障碍、心身疾病、神经症以及诱发或加剧内因性精神病或躯体疾病。适应障碍是指遭受日常生活的不良刺激，又由于具有易感个性，加之适应能力差，导致适应性障碍。其主要表现为，以出现情绪障碍为主，伴有适应不良的行为或生理功能障碍，而影响病人的社会适应能力，使学习、工作、生活及人际交往等受到一定程度的损害。适应性障碍是人群中常见的一种心理障碍，一般是因环境改变、职务变迁或生活中某些不愉快的事件，加上患者的不良个性，而出现的一些情绪反应、生理功能障碍，并导致学习、工作、生活及交际能力的减退。

▶ 评估诊断

1. 有明显的生活事件（但不是灾难性的或异乎寻常的）应激源作为诱因，特别是生活环境或社会地位的改变（如移民、出国、入伍、退休等），情绪、行为异常等精神障碍多开始于应激源发生后 1 个月内。

2. 有证据表明患者的社会适应能力不强。

3. 临床表现以情绪障碍为主，如烦恼、焦虑、抑郁等，同时有适应不良行为（如不愿与人交往、退缩等）和生理功能障碍（如睡眠不好、食欲不振等），但严重程度达不到焦虑症、抑郁症或其他精神障碍的标准。

4. 社会功能受损。

5. 病程至少 1 个月，最长不超过 6 个月（除非应激源持续存在）。

理解和应对

适应障碍似乎看起来会比较常见，毕竟我们经常得面对生活中突然而至的变化，但实际上适应障碍在临床上并不常见，适应障碍的就诊率比较低。因为一方面适应障碍的严重程度达不到抑郁症、焦虑症那么严重，另外应激源消失后症状可以自我缓解。对于社会适应能力强的人来说，适应障碍可能不出现或者出现后会很快调整好，但对于适应能力不强的人来说，如果不能好好处理，症状可能会越来越严重。所以在治疗适应障碍时要注意：一方面是积极消除应激源，另一方面是可以进行心理治疗，提高患者对应激源的应对能力，重新恢复心理平衡，并且必要时可通过药物治疗。

最后，需要注意的是，应激后出现的一些表现通常只是正常人群在应对危机事件时的正常反应，而不一定都是患了适应障碍。但是，如果这种反应持续存在，甚至影响正常生活，必要时需要到医院进行评估诊治，别让小问题拖成了大毛病。

校园里的"拦路虎"
——校园欺凌

有一天，妈妈照常喊小华出来吃饭，叫了半天，小华却没有反应，于是妈妈走进房间，发现小华昏倒在地上。妈妈赶紧送他去医院，医生检查完告诉妈妈："小华是因为没有吃饭才导致低血糖昏倒的，并且在他胳膊、腿上、后背等许多部位都发现有青紫，看起来是外伤。"妈妈觉得很奇怪，在追问下，醒后的小华只好向家人说出了真相。

原来小华一个月前在学校门口受到高年级同学的敲诈勒索，对方要求小华每天都要给他们钱，刚开始索要5元、10元，发现小华不敢告诉家长老师后变本加厉，索要的金额一次比一次多，甚至一次要100元、200元，不给就会被一群人围在学校角落里打骂。小华被迫无奈只能将自己的生活费给他们，没钱的时候还经常向周围的同学借钱，父母给的生活费都用来给同学还钱或者被高年级同学索要，导致小华经常在学校没有钱吃早饭和午饭，又不敢告诉父母和老师，才造成今天的后果。

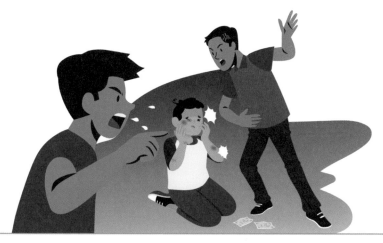

基本概况

校园是知识的殿堂，是成长的摇篮，是守护孩子健康的一方天地。然而，校园里也有不友善的"拦路虎"—— 校园欺凌，正如小华的遭遇，被高年级同学索要钱财、拳打脚踢，给身体和心理造成一定伤害。校园欺凌，英文是 School bullying，指在校园内外学生间一方（个体或群体）单次或多次蓄意或恶意通过肢体、语言及网络等手段实施欺负、侮辱，造成另一方（个体或群体）身体和心理伤害、财产损失或精神损害等的事件。可能包括肢体或言语的攻击、人际互动中的抗拒及排挤，也有可能是类似性骚扰般的谈论对别人的性或对身体部位的嘲讽、评论或讥笑，通常被称作小孩子不懂事而模糊化。在心理科临床工作中，像小华这样因遭受校园欺凌而出现心理问题前来求助的孩子不在少数，甚至有不少因早期校园欺凌经历而一直深受影响的成年人也会前来寻求帮助，因此呼吁社会各方面都应加强重视校园欺凌这一问题。

▶ 原因剖析

校园欺凌现象的出现和发展受到各种因素的影响，以下是可能造成校园欺凌的原因：

1. 家庭环境的影响：家庭环境是个体成长的基础，如果一个孩子的家庭环境不稳定或者存在家庭暴力、忽视等问题，那么这个孩子很可能会受到负面影响。而当这个孩子进入学校后，就可能会对其他孩子产生欺凌行为，因为他们感觉自己本身没有得到足够的安全感和支持。

2. 学校教育的缺失：学校教育是预防校园欺凌的重要手段之一，但是一些学校可能没有足够的资源和能力来预防和处理校园霸凌问题，或者在处理校园欺凌问题时存在不当行为。

3. 社交媒体的影响：社交媒体的普及让校园欺凌行为更容易被扩散和传播。许多学生在社交媒体上发布恶意言论或者视频，这些言论和视频会引起其他学生的恐惧和不安，从而导致校园霸凌行为的发生。

4. 个人特点的影响：每个人都是独特的，有自己的个性和特点。有些学生可能比其他学生更容易成为校园欺凌的受害者，这可能与他们的性格、行为、外貌等因素有关。

▶ 评估诊断

校园欺凌的现象并不少见，但是有时候却很隐匿，小华这样的就是比较典型的例子。一方面是欺凌的形式就可能比较隐匿而难以察觉，另一方面是被欺凌的受害者不敢或不愿伸张和求助。

1. 常见的欺凌形式有：

（1）肢体欺凌：推撞、拳打脚踢以及抢夺财物等，是容易察觉欺凌形式。

（2）言语欺凌：当众嘲笑、辱骂以及取侮辱性绰号等，是不容易察觉的欺凌形式。

（3）社交欺凌：孤立以及令其身边没有朋友等，是不容易察觉的欺凌形式。

（4）网络欺凌：在网络发表对受害者不利的网络言论、曝光隐私以及对受害者的照片进行恶搞等，是容易察觉欺凌形式。

2. 可能造成的伤害：

（1）身体影响：不同程度的轻重伤，永久性的后遗症、伤残、明显伤痕，甚至死亡。

（2）心理影响：恐惧、抑郁、焦虑、厌食、失眠。

（3）深层影响：创伤后应激障碍、人格障碍、价值观错乱、失去对人性的信任。

（4）行为影响：吸毒、酗酒、自残、自杀、厌学、逃学、成为欺凌者、反社会行动、学生运动、引发校园暴力案。

5. 学习影响：缺席、旷课、退学、逃学，失去对教师的信任与尊重，失去与同学间的和谐关系。

理解和应对

校园欺凌受各方面影响，解决此方面的问题很难一蹴而就，如果我们作为校园欺凌当事人或者家长，我们要学会一些寻求帮助的方法。

1. 如果你遇到了上面的情况，可以这样做：

（1）如果与对方能力相当，可以明确的告诉对方停止欺凌行为，一味的忍让回避，反而助长欺凌者嚣张的气焰。如果对方人多势众，找准时机离开，无法立即脱身时可以拖延时间或者先满足其要求，不要去激怒对方，不要向一群欺凌者挑战，一定要以自身安全为先。

（2）第一次被欺凌后要及时向老师、家长求助，寻求保护，不管遭遇了怎样的恐吓，一定要讲出来，不要自己承受身体和心理上的伤害，校园欺凌有反复性、长期性的特点，不及时处理可能会面临更多次、更严重的欺凌。

（3）不要责备自己，被欺凌不是你的错，Ta们伤害性的话语不是真的，树立信心，你有自己的闪光点，交一些好朋友，共同进步。

2. 如果你的孩子遇上了上述情况，作为家长可以这样做：

（1）保持冷静，鼓励孩子讲述事情经过，安抚孩子，疏导孩子的心理压力，让Ta知道可以信任你，并能得到你的帮助，必要时寻求专业心理帮助。

（2）及时和孩子沟通，与老师建立联系，确认学校是否对欺凌行为有所处置或处置是否得当，必要时可以和学校共同解决。

（3）如果欺凌发生在学校外，可以安排年长的学生陪同一起上下学，或者家长亲自接送孩子直到问题得到解决。

（4）与孩子一起商量解决方法，尊重孩子的意见和想法，引导并允许孩子用自己的方式解决问题。

（5）教会孩子识别各种欺凌，并学习应对方法，可以在家中与孩子进行一对一"演练"，经过多次练习，孩子应对时会更有胆量和自信。

3. 如果你的孩子对别人有这样的行为，可以这样做：

（1）清楚认真的告诉孩子这样的行为是不允许的，不能接受"只是好玩"之类的理由，不能用武力解决同学之间的冲突。

（2）安排一个有效而非暴力的惩罚，比如当面道歉或者道歉信。

（3）与学校老师保持联系，合作矫正孩子的行为。

（4）给孩子做好表率，杜绝可能会导致孩子模仿的行为，同时避免让孩子观看暴力影视剧或玩网络暴力游戏。

（5）花时间多陪孩子，对孩子我们要做到鼓励，不强迫，尊重，表达对孩子的爱，让孩子在尊重、平等与爱中，得到健康成长。

青少年应激压力事件下的心理防护

典型案例

　　小创是一名初二学生，平时规律作息，学习成绩优良，性格活泼开朗，乐于助人，很受同学们喜欢，也是老师眼中的好学生。在一次考试前为了达到父母的名次要求，好多天通宵苦读，没有好好休息，导致白天总是无精打采，上课时不能集中注意力听讲，甚至还会不小心睡着，学习效率越来越低。考试时，小创困倦且注意力不集中，最终考试成绩不理想。自此之后，小创自信心下降，总认为自己很差劲，不敢面对老师同学的目光，较少主动与同学们互动，上课时总走神，作业完成困难，学习成绩迅速下降，情绪也不稳定，常自己躲在房间玩手机，有时整夜不睡，作息不规律，在家常因为小事跟父母发生争吵。父母每次提到学习小创便回避，不愿意主动学习，这一个月来经常失眠和焦虑，去学校时总担心同学们对自己有异样的眼光，一听到考试就紧张害怕。后来，小创逐渐不愿意参加考试，害怕上学。

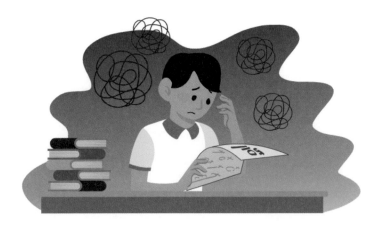

基本概况

生活中应激无处不在，几乎每个人在成长过程中都会不同程度的经历过，它的产生、发展及激化经历着复杂而微妙的心理历程。适当的应激会给人带来积极的效果，但长期应激之下则会让人陷入危机之中。近年来，随着生活节奏加快、竞争压力和亲子关系的变化，父母的重望、学习的压力、升学的竞争以及复杂多变的社会环境给青少年带来了不同程度的紧张、刺激和心理压力。而中学阶段的个体正面临着社会、认知、情绪和身体的快速变化，这些变化使得青少年与外界发生冲突的可能性加大，从而对青少年的心理健康产生影响。正如小创面临的学习压力过大，在缺乏健康的心态以及不良的生活习惯下可能引起应激反应。那当我们面临应激事件时会采取何种行为应对？应激反应会有哪些表现形式，家长又该如何面对呢？

▶ 原因剖析

初二的小创正处于人生中的一个既重要又特殊的时期——青少年期，青少年期一般包括少年期（11—15岁）和青年初期（15—18岁），又称为青春期。青少年期是我们整个生长发育的过程中的特殊时期，是身心发展的重要转折阶段，是从不成熟状态向成熟状态的过渡时期，处在这一特殊时期的青少年也存在着一些心理发展特点，具体包括：

1. 生理发展变化显著：生理发育变化很大，身高和体重迅猛增长，第二性征出现，脑和神经系统发育基本完成。

2. 认知能力发展迅速：在思维品质上，青少年思维的创造性和批判性有明显的发展，同时思维中的表面性和片面性问题也表现突出。

3. 情绪趋于复杂与冲突：青少年的情绪发展不稳定，情感复杂而多变，情感体验丰富又不愿对他人吐露，情绪表现不稳定，容易发脾气，内心又充满矛盾。与成人特别是家长的关系处理时容易产生对立情绪。

4. 人格可塑性强：青少年的个性特征处于似成熟又非成熟、想独立又难独立的阶段。

▶ **评估诊断**

青少年处于生理发展和心理发展的不平衡阶段，同时又容易受到来自家庭、学校、社会等各方面的应激事件影响，容易产生一些身心问题，常见的问题包括：

1. 自我意识问题：青少年还缺乏综合认识自我的能力，有时会过分依赖外界评价，不能对自己形成稳定认识，表现出自主性差，依赖成人和其他环境因素的要求和控制，不能独立自主制定目标、计划和持续实现目标。当自我评价出现问题时，青少年会过高或过低评价自己，从而出现一系列其他问题。

2. 学习相关问题：青少年最主要的社会角色就是学生，学习有关的应激事件经常会影响青少年的身心健康，身心受影响后导致学习效率低下、学习热情和积极性下降，又可能进一步影响青少年的身心健康。

3. 不良情绪问题：情绪问题是指由于情绪稳定性差、过度的情绪反应或持续的消极情绪导致的心理问题。青少年情绪最显著的特征就是稳定性较差、容易波动，由于这样的情绪特征导致了青少年容易出现不良情绪问题，常见的问题如焦虑、恐惧、抑郁等。

4. 人际关系问题：青少年的社会交往和人际关系对自身成长十分重要，处理人际关系的能力也体现出自身的心理健康水平。人际关系问题主要表现为亲子关系问题、师生关系问题、同伴关系问题等。

5. 行为问题：青少年的行为问题是指在精神状态正常的情况下，出现不符合社会期望和规范，并且妨碍适应正常社会生活的行为。常见的青少年不良行为有说谎、偷窃、打人、骂人、抽烟、喝酒、逃学、赌博、沉迷网络等，出现这些行为时，反映了青少年可能处于身心不健康的状态。

6.适应发展问题：青少年面临的适应与发展问题主要为环境适应（比如生活环境适应和学习环境适应）、人际适应和自我适应，出现环境、人际和自我发展有关的应激事件时，就可能影响青少年的身心健康。

正是由于青少处于发展的特殊时期，有自身的发展特点，又因外界环境的一些压力影响，所以可能会出现一些身心变化。青少年应激后常出现的身心信号有：

1.生理异常：腹泻腹痛、食欲改变、头痛、乏力、失眠、易醒噩梦、警觉性提高、哮喘、荨麻疹等；

2.情绪异常：焦虑、恐惧、悲伤哭泣；担忧迷茫无助；愤怒、抑郁、自责、孤独等；

3.认知异常：感知觉异常、思考和理解困难、注意力和记忆力减退；

4.行为异常：发脾气、攻击行为；害怕独处；注意力不集中；坐立不安、逃离与疏离、退行（遗尿、吮手指、要求喂饭和穿衣）、强迫等；

5.人际异常：无法信任、失控、感觉被拒绝被遗弃等。

理解和应对

（一）如果你正经历着，可以尝试这样做来调整自己的状态：

1.保持正常的作息安排、生活秩序，合理安排学习、娱乐、居家活动，用行动充实生活。

2.要认识到自己有消极的情绪反应都是正常的，找到适当的情绪宣泄渠道，比如慢跑、跳绳、唱歌等，还可以主动和亲人、朋友、老师或同学诉说当下感受，或者寻求其他互助团体彼此支持。

3.以积极的眼光看待事情，列出平日里一直想做但没去做的事情，比如烹饪、学乐器、绘画、阅读、养植物等，可以和家人们一起完成。

4. 如果通过上面的方法仍旧无法获得改善，不要害怕，请主动、及时地通过线上线下等多种方式与心理老师或心理医生联系获得帮助。

（二）如果你的孩子正经历这些，你可以这样做：

1. 正确关爱，时刻关注。

2. 尊重和发展孩子成熟的自我意识。

3. 调整期待，接纳眼前的孩子。

4. 理解孩子的情绪反应，给予陪伴和支持。

5. 给予孩子自主空间，尊重孩子对独立和独处的需求，尊重他们自己的复原节奏，多一些耐心和包容。

6. 如果孩子受影响较大，经过上述方法调整后没有改善，可以带孩子进一步寻求专业的帮助。

贰 常见心理问题

下篇：成人常见心理问题

认识精神上的"感冒"
——抑郁症

典型案例

　　张某，女，27岁，汉族，独生子女，未婚。大学本科学历，公司职员，工龄三年。她自幼生长发育正常，身体健康。父亲是公务员，常出差，疏于对她的管教；母亲是护士，工作繁忙，但对女儿的生活非常照顾，也很严厉，母女间能够进行有效的沟通，女儿对母亲比较依恋。张某性格温和，善良，开朗活泼，人际关系良好。她适龄入学，从小学到大学毕业，学习成绩一直中等，与同学和老师相处融洽，有自己的朋友圈，在父母眼中是一个听话的好孩子，品德优良。

　　张某在大学一年级的时候与同班的一个男同学相爱，大学四年期间两人相处很好。她深爱男友，对男友非常依赖。男友对其也关怀备至，细心体贴，做过很多让其感动的事情，许多情节她至今历历在目。大学毕业时由于男友家长的坚决反对而分手，男友家长提出的分手理由是她长得不够好看，家庭条件一般。男友提出分手后，她一直不相信这是真的，曾经是她那么深爱的人却要离她而去，虽然这不是男友的本意。近一年来，她对生活的兴趣明显下降，不愿与人交往。认为自己无能，长得不够漂亮，什么都不是，配不上男友。本以为大学毕业后能够胜任工作，现在她感觉难以正常开展工作。不与同事交往，封闭自己，下班后就把自己关在家里，不去逛街购物，不与同事和朋友聚会；心情低沉，对什么都没有兴趣，总感觉没有力气，特别疲乏；至今对前

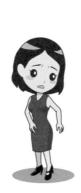
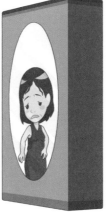

男友念念不忘，经常照镜子看自己的容颜，认为前男友家长说得对，自己不够好看，到网络上寻找有关美容整形的信息，并对家人说要去整形，自认为整形后变得好看了，就能挽回前男友的心并取得其家长的同意。她经常自责，觉得自己不是个好女儿，拖累了父母，常有一些轻生的想法，觉得自己什么都不是，自己不够优秀，如果自己足够好就不会失去前男友。曾有一次割腕的自伤行为，所幸未造成重大后果，在家人规劝下向专业医生求助。

基本概况

张某罹患的是抑郁症。抑郁症被称为精神病学中的"感冒"。大约有 12% 的人在他们的一生中的某个时期都曾经历过相当严重并且需要治疗的抑郁症，尽管大部分抑郁症发作不经治疗也能在 3~6 个月期间结束，但这并不意味着当你感到抑郁时可以不用管它。

我们现在说的"抑郁症"其实指的是一大类心理障碍，我们把它们统称为"情绪障碍"，主要有：重性抑郁症和慢性抑郁症。包括以前常说的：抑郁性神经症、反应性抑郁症、产后抑郁症、季节性抑郁症、更年期抑郁症，等等。狭义上的抑郁症是指重性抑郁症。可以这么说，抑郁症通常指的是情绪障碍，是一种与自己的境遇不相称的、以心境低落为主要特征的综合征。这种障碍可能从情绪的轻度不佳到严重的抑郁，它有别于正常的情绪低落。

抑郁障碍是一种常见的疾病。世界上每 5~6 人就有一位已患、正患或将患抑郁症。任何时间、任何地点，每 20 人就有 1 位患临床抑郁症，女性患抑郁障碍的可能性比男性高两倍。药物和酒精滥用更多见于男性，可能掩盖了抑郁障碍。

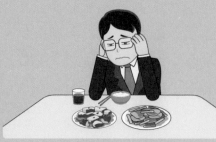

▶ 原因剖析

在我们的日常生活中，总会充满了大大小小的不如意、挫折和失败，有些人会经历失业、离婚、重病、失去亲友；有些人怀才不遇，郁郁不得志；有些人只能接受成功、顺利，不能接受失败和挫折；还有其他各种各样的痛苦。常常我们最梦寐以求的东西，它再也不存在了；常常我们最心爱的人，再也无法回到我们身边。每当这些事件、这种时刻来临的时候，我们都会体验并沉浸在悲伤、痛苦、甚至绝望之中。应该说，这种抑郁和悲伤，是我们必须接受和承受的，是正常的、短暂的，有的甚至有利于我们的进步和成长。

但是，有些人的抑郁却无法归因于十分明确、合理的外部事件；另外有些人，虽然在他们的生活中发生了一些不利的生活事件，但决不是简单的生活事件所致的悲伤。他们的抑郁持续得很久，远远超过了一般人对这些事件情绪反应的程度和持续时间，而且抑郁会日趋加重恶化，严重地影响了工作、生活、学习和人际交往。那么，临床医学就会综合各种信息判断他们很可能患上了当今世界第一大精神心理疾病——抑郁症。

抑郁症与其他医学疾病一样（如高血压或溃疡），有数个因素参与抑郁障碍的发病，包括化学物质的不平衡性、遗传或家族倾向性。科学家们发现，与正常人相比，抑郁症患者的大脑是明显不同的。抑郁大脑的主要改变有：体积改变、大脑白质高信号表现、大脑皮质代谢率降低以及某些脑区血液流量变化及神经递质方面，如五羟色胺（5-HT）、去甲肾上腺素（NE）和多巴胺（DA）等化学物质的功能失衡则会导致抑郁症。

抑郁症还有其他的生物学改变。如神经内分泌方面，抑郁症患者的下丘脑-垂体-甲状腺轴和下丘脑-垂体-肾上腺轴两大系统都有异常，主要是甲状腺素分泌不足，糖皮质激素分泌增加。基因遗传方面，大量研究已经证实抑郁症与遗传因素有关。虽然科学家们还没有发现导致抑郁的基因，但某些研究发现抑郁症中有11、15、18号染色体以及X染色体异常。

▶ 评估诊断

抑郁症的主要特点是情绪低落。正常人也有情绪低落的时候。如何鉴别是正常的情绪反应还是精神病理状态的抑郁？鉴别要点有两个维度。一是抑郁的严重程度。作为精神病理状态的抑郁，其程度较重，使心理功能下降或社会功能受损；二是持续时间，低落的情绪至少持续两周以上才够诊断标准。

具体来说，典型的抑郁状态表现为"三低"：情绪低落、思维迟缓、言语动作减少。在三种不同形式的抑郁（轻度、中度、重度）典型发作中，通常有心境低落、兴趣和愉快感丧失，导致劳累增加和活动减少的精力降低。很常见的症状还有稍做事情即觉明显的倦怠。其他常见症状是：

1. 集中注意和注意的能力降低；

2. 自我评价和自信降低；

3. 自罪观念和无价值感（即使在轻度发作中也有）；

4. 认为前途暗淡；

5. 自伤或自杀的观念或行为；

6. 睡眠障碍；

7. 食欲下降。

为了方便大家识别，下面我们给抑郁症画个肖像画，请大家记住抑郁症的7个特征。

特征一：情绪低落。每位抑郁个体情绪低落程度不同，可从轻度心情不佳到忧伤、悲观、绝望。严重的郁郁寡欢，度日如年，每一天都是痛苦难熬。

特征二：丧失兴趣和乐趣。这是抑郁患者常见症状之一。患者丧失对生活、工作的热情，对任何事都兴趣索然。常闭门独居，疏远亲友，回避社交。患者常表示"没有感情了""情感麻木了""高兴不起来了"。

特征三：精力丧失。无任何原因主观感到精力不足，疲乏无力。连洗漱、穿衣等生活小事都力不从心。患者常用"精神崩溃""泄气的皮球"来描述自己的状况。

特征四：自我评价过低。患者往往过分贬低自己的能力，以批判、消极和否定的态度看待自己的现在、过去和将来，这也不行，那也不对，把自己说得一无是处，前途一片黑暗。

特征五：思维迟缓。患者感到注意力困难、记忆力减退、脑子迟钝、思路闭塞，"脑子好像生锈了，不转了"。

特征六：人生无趣。患者内心十分痛苦、悲伤绝望，感到生活是负担，不值得留恋，严重者以死求解脱。据调查，因抑郁自杀人数占所有自杀人数的 1 / 2~2 / 3，长期追踪显示，抑郁患者自杀身亡者为15%~25%。

特征七：躯体不适。例如食欲减退，不思茶饭或食之无味，味同嚼蜡，常伴有体重减轻或者睡眠差等症状。除了入睡困难，常见的睡眠障碍还有早醒，凌晨三四点钟醒来，醒后不复入睡，随即陷入沉思悲哀气氛中。

评定抑郁障碍的临床评定量表较多，但从其性质上看，大多可分为自评量表与他评量表两类。其中属于前者的有Zung抑郁自评量表（SDS），属于后者的有汉密尔顿抑郁量表（HAMD）等，可供患者及医生选择使用。

理解和应对

假如你认为你或你的亲友可能患有抑郁障碍，你（或他们）应和专业医师联系。帮助确定你或你的亲友是否患有抑郁障碍，并能为你或你的亲友提供有效的专业的帮助。

理解抑郁症病人不能改善他们的感觉和行为，除非治疗开始起效。他们不是"懒惰""愚笨""不努力"或"不愿自助",不要向他们施压;当他们感到好转时,他们将开始恢复正常职责,并参与他们曾喜欢的活动。

假如你正患临床抑郁症,首先是要看专业医师并遵从医嘱治疗,你将能够更好地帮助自己,并感到好转。当药物治疗有效时,你也能:①努力对别人谈及你自己的问题,或花些时间和你的密友或家人在一起,也许你不愿见每个人,但是假如你不逃避这些,你将感到更好些。②努力减少刺激性食物的摄入量,如酒、咖啡、茶和一些含咖啡因的苏打饮料。因为它们能使你感到更多的焦虑。③尽可能避免应激性的场景。放松你自己,不要对自己作出极端判断。你正患有医学疾病,一旦这种疾病得到有效治疗,你将感到行动恢复如常。想得到关于抑郁症更多的信息,可以与你的医生联系,也有一些相关的科普书籍可帮助你更好地了解该病。

当临床抑郁症相当严重时,医生常给予抗抑郁药治疗。抗抑郁剂是医师处方的药物,用来减轻临床抑郁症的症状,它们不同于镇静剂和催眠药。镇静、催眠药不能治疗临床抑郁。抗抑郁剂不会产生依赖,病人不会对抗抑郁剂成瘾,当医生和病人决定终止治疗时,能容易(但要缓慢)撤药。像其他任何药物一样,抗抑郁剂可能产生一些副反应,不同的抗抑郁剂,副反应不同,且副反应也因人而异。但是,通常不会对病人的健康构成严重的问题。医生在给予药物治疗之前会告知病人这些副作用。任何抗抑郁剂治疗在前1~2周不会产生明显疗效。因此在这期间需要耐心,假如你在一个月内未觉好转,医生可增加服药的剂量,增加其他药物,或换用其他药物。当明显好转时,重要的是维持服药,否则,有反复的危险,医师将建议病人何时停用药物。对重性抑郁发作而言,药物通常是最快的好转方式。当抑郁症轻微或康复时,与专业的医师交谈,进行专业的心理治疗是非常有益的,并且将加速康复过程。

让我们认识焦虑并从容应对
——焦虑症

典型案例1

小宇："大夫，我每天都过得提心吊胆的，在单位上班经常紧张不安，回到家也是坐卧不宁，总感觉会有不好的事情发生。你要问我具体担忧什么，我也说不清楚，好像什么都担忧。自己也知道没有必要，但就是控制不住。朋友也开导我，建议我来看看心理医生，大夫你说我这是心理上的疾病吗？"。

小宇今年32岁，是某公司职员，半年前负责公司的一个重要项目，经常加班，对此感到很疲乏，压力很大，即使下班回到家也难以放松，肌肉严重紧绷，感到头皮发麻；躺在床上一闭眼就反复思虑项目的事情，难以入睡，有一点声音就容易醒。加之父亲查出脑梗塞，小宇认为是自己没有照顾好父亲才导致其生病，为此感到很内疚。逐渐小宇经常莫名的感到担心恐惧，总觉得会有不好的事情要发生，例如家人会重病病故，项目可能会被自己搞砸，想到这些便心烦意乱，有时还会伴随前胸后背一阵灼烧感，难以忍受。他上班时难以集中注意力，无法继续坚持上班，最终在朋友推荐下来到专科医院医学心理科求助。

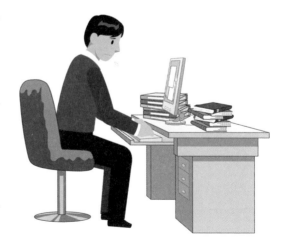

典型案例 2

橙子："医生，你快救救我，我感觉自己心脏快要跳出来了。之前去了很多家医院，也做了很多检查，他们都说我没病，可是我真的很难受啊，严重的时候甚至感觉自己快要不行了，医生，我到底是什么病啊？"这是橙子一进诊室说的话，紧接着她从包里拿出了厚厚的一沓检查单子。

橙子今年 24 岁，大学毕业，金融专业，毕业后一直在家未工作。在大学三年级有一次上保险精算课时，老师讲到死亡概率，橙子突然感到很紧张、害怕，然后出现心慌，胸闷气短，全身大汗的症状，当时觉得自己快不行了，老师和同学立即带其到附近医院的急诊就诊。医院检查了生化、血常规、心肌指标，还做了心电图、头颅 CT、监测生命体征，均未见异常，约半小时后症状缓解，后在宿舍休息。当时老师和同学都以为她可能是最近压力比较大导致不舒服，当时橙子没有予以重视，便继续上学。一个月后橙子听到校友因为心肌梗死猝死，再次出现紧张恐惧，心慌难耐，胸闷气短，全身发抖并且伴有濒死感和失控感。橙子母亲带她到综合医院就诊，检查了 24 小时动态心电图、心脏彩超、冠状动脉 CTA、胸部 CT，都没有发现明显异常。之后橙子无法坚持继续上学，休学在家不愿意出门，在不得不出门的情况下，也一定要让妈妈陪在身边。最近 3 个月病情进一步加重，这种发作也越来越频繁，橙子经常担心自己会有生命危险，会心脏猝死，常常带着手环检测心率。夜间也难以入睡，容易惊醒。最终在心内科医师的建议下来到专科医院医学心理科求助。

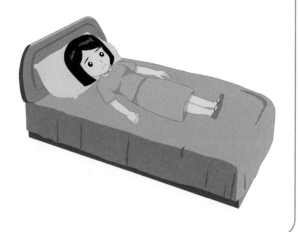

基本概况

现如今，高速发展的时代，压力与机遇并存，同时"焦虑"也成了当今的热点话题。谈到焦虑，也许很多人会说："哎，我也有过！"的确，在我们的日常生活中好像充满了焦虑的身影，"考前焦虑""身材焦虑""社交焦虑"等等，这些焦虑常常让我们感到紧张、担忧、害怕，甚至伴随身体上的一些反应，比如心慌、头痛、多汗等等。可是焦虑真的就这么一无是处吗？焦虑了要怎么办？那么接下来，就让我们带着疑问，走进焦虑、认识焦虑。

首先，焦虑是一种常见的情绪反应，是一种内心紧张不安，预感到似乎将要发生某种不利情况而又难以应对的不愉快情绪体验。是面对外界刺激时，机体发出的一种警示信号，是必要的自我保护本能。适当的焦虑能够帮助调动机体的防御机制，激发个体的内在动力去积极寻求资源，解决问题。比如，临近考试，焦虑提醒我们要投入复习，认真备考；疫情之下，焦虑促使我们做好自身防护，减少被传染的风险。你看，焦虑也并不总是那么糟糕。相对应的病理性的焦虑则是在没有危险或者刺激的情况下感到紧张不安，或无现实依据地预感到灾难、威胁和大祸临头的感觉，伴有明显的自主神经功能紊乱，常常带来主观痛苦或社会功能受损。那么当你感到焦虑时，不妨先问问自己：现在的感受是否与现实情景不符？这种焦虑的情绪反应是否过度？客观问题解决后，焦虑是否仍然存在？正常的生活节奏是否被持久的焦虑打乱？如果回答"是"，那么你就需要警惕"焦虑障碍"的可能。

经精神科医生诊断，上述案例中小宇罹患"广泛性焦虑障碍"，橙子诊断为"惊恐障碍"。上述两种疾病是焦虑障碍的两种常见类型。焦虑障碍也是临床上常见的一类精神疾病，WHO对全球精神卫生调查发现，人群中焦虑症的终身患病率为 13.6%~28.8%，国内多省市的调查数据显示，居民焦虑症患病率为 5%~8%。焦虑症起病早，多数在 35 岁以前起病，且女性多见，女性患焦虑障碍的可能性比男性高两倍。

罹患广泛性焦虑障碍的患者常常有不明原因的提心吊胆、紧张不安，伴有显著的自主神经功能紊乱、肌肉紧张及运动性不安。患者往往能够认识到这些担忧是过度的、不恰当的，但是不能自我控制，因此感到难以忍受，非常痛苦。

惊恐障碍又称急性焦虑障碍，其主要特点是突然发作的、不可预测的、反复出现的、强烈的惊恐体验，一般历时 5~20 分钟，伴濒死感或失控感，患者常体验到濒临灾难性结局的害怕和恐惧，并伴有自主神经功能失调的症状，发作间歇期间担心再次发作，并有回避表现。

▶ 原因剖析

焦虑障碍是多因素所致，从生物-心理-社会多维度综合角度去理解精神疾病的发生发展。焦虑障碍和其他精神疾病一样，与遗传、神经影像、神经生化如5-羟色胺、多巴胺、儿茶酚胺、神经营养因子等多个系统有关，至今关于焦虑障碍的病因也在不断研究中。从心理学角度考虑，焦虑障碍患者常常对事物存在歪曲的认知，比如过高地估计负性事件出现的可能性，或者灾难化地想象事件引发的后果。从个人成长经历上看，焦虑障碍来源于成长经历中的分离丧失和内心的不安、不确定感。同时焦虑人格也是发生焦虑障碍的主要危险因素。而随着当今时代的不断发展，社会环境充满压力与挑战，生活应激事件也往往成了诱发焦虑的扳机，特别是威胁性的事件，如人际关系、躯体疾病、工作及经济问题等，在个体脆弱性、易感性的基础上，生活应激事件的持续存在可导致广泛性焦虑的慢性化，从而造成恶性循环。

▶ 评估诊断

焦虑障碍常表现为精神症状和躯体症状。精神症状包括提心吊胆、担忧、紧张、害怕等；躯体症状常表现为自主神经功能紊乱，如心慌、胸闷、气短、出汗、肌肉紧张、震颤、颜面潮红等。焦虑自评量表（Self-Rating Anxiety Scale，SAS）可帮助被测者评估近一周的焦虑情况。A.无或偶尔　B.有时　C.经常　D.总是（1、2、3、4分）

1. 我觉得自己比平时容易紧张和着急

2. 我无缘无故地感到害怕

3. 我容易心里烦乱或觉得惊恐

4. 我觉得我可能将要发疯

5. 我觉得一切都很好，也不会发生什么不幸

6. 我手脚发抖打颤

7. 我因为头痛、颈痛和背痛而苦恼

8. 我感觉容易衰弱和疲乏

9. 我觉得心平气和，并且容易安静坐着

10. 我觉得心跳很快

11. 我因为一阵阵头晕而苦恼

12. 我有晕倒发作或觉得要晕倒似的

13. 我呼气吸气都感到很容易

14. 我手脚麻木和刺痛

15. 我因为胃痛和消化不良而苦恼

16. 我常常要小便

17. 我的手常常是干燥温暖的

18. 我脸红发热

19. 我容易入睡并且一夜睡得很好

20. 我会做噩梦

计分方法： 正向计分：A=1，B=2，C=3，D=4；反向计分：A=4，B=3，C=2，D=1

反向计分项目为：5、9、13、17、19（共5题反向计分）

评分方法： 统计方法是把各题的得分相加为粗分，粗分乘以

1.25，四舍五入取整数即得到标准分。分值临界值为T分为50，分值越高，焦虑倾向越明显、其中50~59分为轻度焦虑，60~69分为中度焦虑，70分以上为重度焦虑。

重要说明： 测评结果不能作为诊断结果，如怀疑自己有焦虑症，请务必前往精神专科医院，由医生做出诊断。

理解和应对

如果你或者你的亲人朋友因焦虑而感到困扰，首先，理解并正视焦虑，并不是因为自身"胆小懦弱"，或者"无事生非""庸人自扰""大惊小怪"。人们在面对应激事件时可能都会出现不同程度的焦虑情绪，这些都是正常的情绪反应，不必过度排斥，接纳自己的情绪波动，毕竟情绪也是有功能的。其次，积极应对焦虑，我们可以通过调整自己对事物的歪曲认知或通过一些放松训练来安抚焦虑的情绪，与之和平共处。放松训练可通过松弛肌肉来消除焦虑紧张情绪，大部分人会认为放松是本能，没什么要学的，其实放松是种能力，能够在紧张的状态下快速地放松下来，那就需要科学的放松方法。放松训练有很多种，最为常用的有呼吸放松训练、冥想训练、肌肉渐进式放松训练等。这些方法简单易行，不需借助外物，能够最为快速有效地帮

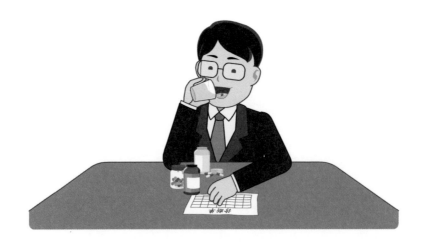

助到自己。

如果通过适当的调整，依然没有明显改善，建议寻求专业的心理帮助。经专业精神科医生诊断为焦虑障碍的情况下，你应该去主动了解一些关于焦虑症的常识，包括焦虑症的常见症状及治疗，食物的摄入，作息的规律，生活节奏的调整。焦虑障碍的治疗有效的方法包括心理治疗和药物治疗。在药物治疗上焦虑症主要以抗抑郁药物为主，医师通常会开具抗抑郁药物和抗焦虑药物联合治疗焦虑症状，应当严格遵照医嘱服药，而不是自己减量或者停药，这样容易造成病情的反复或病情加重。心理治疗上，如认知行为治疗、正念治疗等，短期效果同药物治疗相当，并有较低的复发率。当然也可以选择药物治疗联合心理治疗，双管齐下帮助快速恢复社会功能。

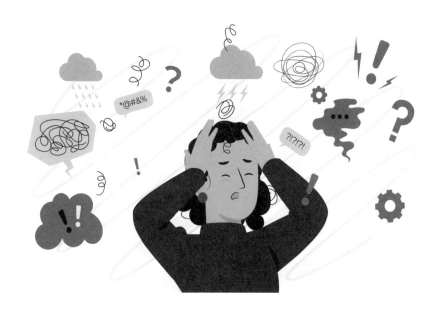

控制不了的"害怕"
——恐怖症

典型案例1

　　某男性，31岁，大学本科学历，工程师。"在我身上发生了荒唐可笑的事情。上中学时的某一天晚上，我切水果时弄破了手指，血一流出来我吓坏了，头昏、浑身发冷、四肢无力，连东西都看不清了，还喊不出来，在地板上躺了好一会才恢复过来，不过还是手脚无力、颤抖。之后，每次一见到血液，不管是自己的，还是别人的，就会立刻头晕、恶心、心慌、视力模糊、面色苍白、出冷汗，甚至还晕过去几次。后来，我渐渐开始不敢去医院，怕见到伤口，怕看到血，而且，还开始害怕见到针头，生病只靠吃药，不敢打针，不敢输液。可是，我最近牙疼得厉害，几乎不能进食，医生说是龋齿，需要拔除。可是，我因为恐惧，无法接受牙科治疗，去了三次，医生一拿出那些牙科器械，我就开始紧张恐惧，立刻跑出诊室，完全不能进行治疗。"

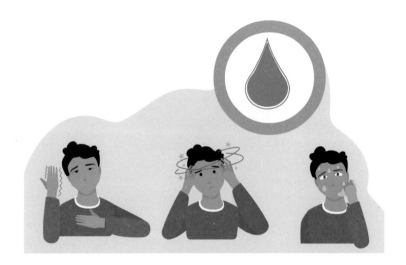

典型案例2

某女性，40岁，大专学历，家庭主妇。"六个月来，我几乎没有出过家门，只有在家时我才感到安全。两年前，在火车站候车去外地，我突然感到头晕、心慌、呼吸很困难，大脑一片混乱，有点不能控制自己思维的感觉，心中大为恐慌，担心自己会大声尖叫、会发疯，害怕自己会崩溃，所以立即打车回家。之后当我外出时就开始紧张，尤其是到一些空旷的地方或者人多的地方，担心在人群聚集的地方难以很快离开，担心出意外找不到可以帮助自己的人，担心自己在公共场所会精神崩溃、恐慌不已。外出时需要有亲人或者朋友的陪同，能不出门就尽量不出门，而且常常要喝一两杯葡萄酒给自己鼓鼓勇气。现在问题越来越严重了，我不仅变得害怕去商场、超市购物，连公共汽车、地铁等交通工具都不敢乘坐，家人或者朋友陪同也不行了，甚至于每当谈论到这些事情时，都会恐惧地发抖，喝葡萄酒也壮不了胆了。我知道这种害怕是过分的，是没有必要的，可是我控制不了我的恐慌，现在的我几乎不敢离家。"

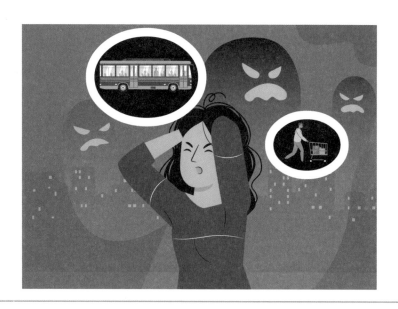

基本概况

以上的场景是不是似曾相识？听过？见过？甚至就在我们自己身上或是周围亲朋好友的身上发生过？恐惧是一种常见的反应，大多数情况下是正常的。但是，当这种恐惧害怕的反应异常强烈并且导致回避行为，影响到我们的正常生活时，就成为了一种心理障碍——恐怖症。

几乎每个人都曾在其生活的某一时刻感到过紧张焦虑，如在应聘、考试或演讲等情形下感到焦虑是普遍的。由于轻度焦虑普遍存在，以致被看作是一种正常的现象，而且通常不会引起人们的关注。事实上，某种程度的焦虑在人们从事对注意力、效率和技能有一定要求的活动时是必要的。然而，对某些人而言，紧张、焦虑、恐惧的症状过于严重和持久则会导致他们丧失某些能力。

恐怖症是以恐怖症状为主要临床表现的一种神经症。患者过分和不合理地惧怕外界某种客观事物或情境，明知这种恐惧反应是过分的或不合理的，但仍然反复出现、难以控制。恐惧发生时常常伴有明显的焦虑和自主神经紊乱的症状，患者极力回避导致恐惧的客观事物或情境，或是带着畏惧去忍受，因而影响其正常生活。

如上述案例，案例 1 为特定恐怖症，案例 2 为广场恐怖症。

▶ 原因剖析

恐怖症的发生是多种因素共同作用的结果，包括遗传因素、神经生物学因素及社会心理因素等。某些人由于先天的体质特点或早年生活经历（比如父母的教育、环境的影响及亲身经历等）的影响而较脆弱，然后一些直接的应激事件会造成恐惧的突然发作，继而可能一些长期存在的社会心理因素使得恐惧的发作持续发生，造成恶性循环。

在社交恐怖症的发生发展中，可能的危险因素有童年期的过度保护、忽视或虐待、行为被过分控制或批评、父母婚姻不和、没有学会亲密关系等，对社交有认知扭曲，长期习惯对模糊事件给予负性解释，对负性事件给予灾难性解释，对自我进行持续的负性反思等。

恐怖症患者一般都知道，也承认他们的害怕是过分和不合理的。尽管如此，恐怖症却依然持续存在下去，这是由于他们总是高估了所恐惧的情境和事物的危险性，以及随之而来的回避性的反应所致。他们丧失了去体验所恐惧的现实的机会，也妨碍了应付恐惧情境的技巧的发展。

▶ 常见症状

恐怖症的核心症状是恐惧焦虑，因恐惧对象的不同通常可分为以下几种：

1. 特定恐怖症：患者对某一特定的物体或情境产生不恰当的恐惧焦虑的各种症状，会因此而产生逃离或回避行为。典型的特定恐惧包括动物，比如蜘蛛、蛇、猫等；某些自然环境，如雷电、台风等；血液、注射和损伤；场景及其他，如高处、密闭空间、飞行等。

2. 广场恐怖症：患者害怕离家或独处，害怕处于被困、窘迫或无助的环境，在自认为难以逃离、无法获助的环境中恐惧不安。这些环境包括广场、剧院、商场、车站、人群等公共场所，乘坐公交车、火车、地铁等交通工具等。回避这些环境，甚至可能完全不能离家，需要他人陪伴。常常有预期焦虑，在进入恐惧场景数小时前就开始紧张。

3. 社交恐怖症：核心症状是显著而持续地害怕在公众面前可能出现羞辱和尴尬的社交行为，担心别人会嘲笑、负性评价自己，持续紧张或恐惧，因而回避相关的社交场景，甚至会导致自我社会隔离，严重影响患者的个人生活、职业功能和社会关系。如果患者的社交恐惧环境涉及多数社交场合，会引发更多的辍学、失业和未婚，社会功能处于高度残缺状态。

社交恐怖症的表现形式不仅仅是面对陌生人时手足无措，甚至还表现为不能在公众场合打电话，不能在公众场合与人共餐，不能单独和陌生人见面，不能在有人注视下工作等较为极端的行为。在这种恐惧、焦虑的情绪出现时，还常伴有脸红、心慌、颤抖、出汗、呼吸困难等躯体症状。据统计，平均每十人左右就有一人为社交恐怖症所苦，但就诊者寥寥无几，多数人或独自应对，或默默承受，或运用某种有危险的方法（比如酒精或不良药物等）来减轻症状。许多患者在长期处于人际关系障碍以及社交功能丧失的情况下，并发了酒瘾、毒瘾或抑郁症等精神疾病，有自杀企图的频率也高于一般人群。

任何疾病的诊断都有规范的诊断标准，在诊断恐怖症时应该充分评估恐惧对象的界定、恐惧心理的持续时间和心理反应的程度、恐惧心理对心身健康的影响程度等。因此，你是否患有恐怖症、社交恐怖症，得由专业的精神科医生来进行判断。

理解和应对

目前，在世界范围内受到认可的治疗方法，既包括使用药物治疗，比如苯二氮卓类药物、选择性5-羟色胺再摄取抑制剂、三环类抗抑郁剂等；也包括心理治疗，认知行为治疗、动力学心理治疗等。临床研究发现，联合心理治疗和药物治疗是治疗恐怖症的最佳方法。

药物治疗在短期内是有效的，尤其是当恐惧焦虑非常严重或其所处的环境难于开展心理治疗时，可首先考虑使用药物以减轻恐惧焦虑水平。主要是针对发病可能与体内某些化学物质失调相关，运用相应的药物来调节平衡。实施药物治疗时，应该在专业的精神科医生指导下进行，确保及时调整药物剂量，监控可能出现的副作用，在适当的情况下逐渐减少药物、积极开展心理治疗。

行为治疗，尤其是对恐惧环境的系统脱敏疗法或暴露疗法可以消除恐惧对象与恐惧焦虑反应之间的条件性联系，对抗回避反应；环境

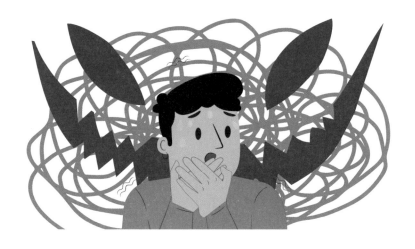

可以是现实的，随着计算机技术的进步，虚拟现实的脱敏和暴露也开始逐渐运用。

认知行为治疗在调整患者行为的同时，强调对患者不合理认知的调整，效果更好。尤其对社交恐怖症患者，其歪曲的信念和信息处理过程使得症状持续存在，纠正这些歪曲的认知模式是治疗中非常关键的内容。其中包括：理解恐惧发作的本质，学习抵制恐惧发作和焦虑症状的技能，改变对事件或情境作出的与现实不符的消极解释，通过训练以更有益的想法代替无益的或灾难性的想法等等。这样，就可能缩短恐惧发作的时间，减少其对情绪状态的影响，减轻那些可以累积并导致恐惧发作的预期性焦虑。

控制不住的"检查"
——强迫症

典型案例

王某，男，23岁，未婚，大四在读。自幼学习成绩优异，做事认真负责，目前在申请国外研究生。

从初中开始，王某做作业时读题就比其他同学更加仔细，题干阅读3~4遍，担心会漏字致答错题，做算数题时会多次核算，当时这些表现让他感觉稍微有点浪费时间，但对学习影响不大，未予重视。

上大学后，王某会对保存在电脑、手机里的所有照片、音频、文档多次备份，担心自己不知道什么时候可能会用到这些资料，备份以防止信息丢失，其内心明确知道自己备份的行为过度且没有必要，但是不备份他会非常担心这些信息万一丢失会很糟糕，而不得不坚持定期备份信息，为此感到痛苦。

在准备研究生申请资料时，王某会控制不住地反复检查申请材料有无错误，多次向室友或相关人员确认材料递交截止日期，担心申请材料出现失误或错过时间点。王某为此感到痛苦，于是主动寻求专业医生的帮助。

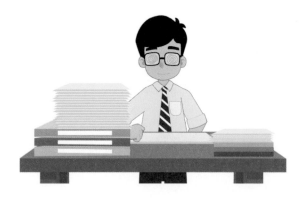

基本概况

　　王某所患的疾病为强迫症。强迫症（Obsessive Compulsive Disorder，OCD）是一种常见的慢性精神障碍，世界卫生组织将其列为十大致残性疾病之一，主要临床表现为：控制不住地担心会出错或错失重要信息，反复检查、反复确认，其明知没有必要但是控制不住，这些症状令患者感到痛苦，并影响日常生活和学习。该症多始发于青少年晚期或成人早期，终生患病率为1%~3%。强迫症患者的症状对其生活、学习和人生发展会造成严重影响，需引起高度重视。

　　强迫症的主要表现为：强迫思维或强迫行为，或两者同时存在，强迫观念常为引起个体焦虑不适的一些想法（如担心碰到脏的东西会生病），进而通过强迫行为（如重复多次的清洗）来降低焦虑。

　　1.常见的强迫思维

　　（1）针对污染物：身体的排泄物（例如：尿、粪便）、细菌或疾病（例如：疱疹、艾滋病）、环境污染物（例如：石棉、辐射）、家庭化学药品（例如：清洁剂、溶剂）、尘土等。

　　（2）担心丧失控制：害怕因冲动做出伤害自己的行为，害怕因冲动做出伤害别人的行为，害怕脑海中浮现的暴力或令人恐惧的画面，害怕喊出侮辱或骂人的话，害怕自己偷东西等。

　　（3）完美主义：关注平均或精确度，关注文件中所有文字的正确性，当扔东西的时候害怕丢掉重要的信息、害怕丢失东西等。

　　（4）害怕伤害：害怕对某些不好的事情的发生负有责任（例如：火灾、入室行窃），害怕由于自己不小心会伤害别人（例如：把东西扔在地上可能会让别人受伤）等。

　　（5）关于性的强迫想法：不正当的性想法或画面，对别人的不正当的性冲动，关于同性恋的强迫观念，关于儿童或乱伦的性强迫观念，对别人的攻击性性行为的强迫观念等。

　　（6）其他强迫观念：担心会有躯体疾病（多为非传染性疾病，例如：癌症）、关于吉利数字或特定颜色的迷信想法等。

2.常见的强迫行为。

（1）清洗和清洁：经常以某种特定方式洗手；过度淋浴、洗澡、刷牙、打扮或是频繁上厕所，明显过度耗时；过分地打扫家居物品或者其他物品；采用某些方式来预防或者消除和污染物的接触（带一次性手套）等。

（2）检查：检查以确认自己没有伤害到他人；检查以确认自己没有伤害到自己；检查以确认没有可怕的事情发生（开车碰到了人）；检查以确认自己没有犯错；检查自己身体某部位的状况。

（3）重复：重复阅读或写作；重复日常行为（例如：进出门、从椅子上站起来或坐下）；重复某种身体活动（例如：敲打、触摸、眨眼）；多次重复某种活动（例如：要三次完成一项任务，这是因为"三"是代表"好的""正确的""安全的"的数字）。

（4）其他强迫行为：收集物品，导致家中混乱不堪（也可称为囤积行为）；把东西严格按顺序摆放；诉说、询问或是忏悔直到安心；避免可能会引发强迫观念的情形（不出门）。

这些想法或行为耗费时间并妨碍了个体的重要活动（社交、工作、学习等）。

但是要注意，不是所有的担心和重复行为都属于强迫症状，比如偶尔出现的担心家人外出时的生命安全，这属于正常范围；睡眠时间、宗教行为以及学习一项新技能都需要重复性的活动，这些都是日常生活所需要的；另外取决于环境的行为，例如一个人在书店工作，那么一天花6个小时排列整理书籍就不是一种强迫行为。

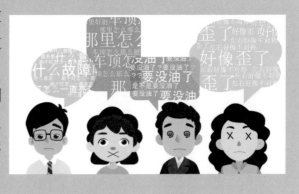

▶ 原因剖析

强迫症是一种多因素所致的疾病。遗传因素、生理因素、心理因素等都对发病有一定的影响。

（1）遗传因素：研究表明，强迫症有家族遗传性，但遗传因素在该障碍的发生发展中仅起到部分作用。后天的生活及工作环境等社会心理因素的刺激起着诱发作用，可能一场疾病或者普通的生活压力都会引起与遗传有关的强迫症。

（2）神经生物学基础：一般认为强迫症的发生和脑内的5-HT功能异常联系最为密切。

（3）心理社会因素：主要包括心理素质因素、负性情绪、生活事件和家庭因素等。

▶ 评估诊断

DSM-5中对于强迫症的诊断标准如下：

A.具有强迫思维、强迫行为，或两者皆有。

强迫思维被定义为如下：

1. 在该障碍的某些时间段内，感受到反复的、持续性的、侵入性的和不必要的想法、冲动或意向，大多数个体会引起显著的焦虑或痛苦。

2. 个体试图忽略或压抑此类想法、冲动或意向，或用其他一些想法或行为来中和它们（例如，通过某种强迫行为）。

强迫行为被定义为如下：

1. 重复行为（例如：洗手、排序、核对）或精神活动（例如：祈祷、计数、反复默诵字词）。个体感到重复行为或精神活动是作为应对强迫思

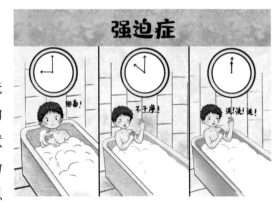

维或根据必须严格执行的规则而被迫执行的。

2. 重复行为或精神活动的目的是防止或减少焦虑，防止某些可怕的情况；然而，这些重复行为或精神活动与所设计的中和或预防的情况缺乏现实的连接，或者明显是过度的。

B. 强迫思维或强迫行为是耗时的（例如：每天消耗1小时以上）或这些症状引起具有临床意义的痛苦，或导致社交、职业或其他重要功能方面的损失。

C. 此强迫症状不能归因于某种物质（例如：滥用的毒品、药物）的生理效应或其他躯体疾病。

D. 该障碍不能用其他精神障碍的症状来更好地解释。

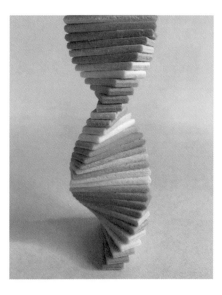
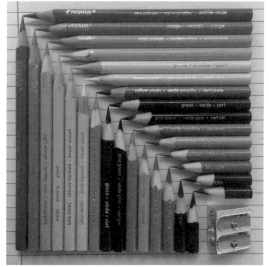

理解和应对

对大多数强迫症患者而言，有效的治疗应该包括心理治疗、药物治疗和物理治疗（如经颅磁刺激）。研究显示，大约有70%的强迫症患者会从药物治疗或认知行为治疗（CBT，一种心理治疗方法）中获益。对药物有良好反应的病人通常可减少40%~60%的强迫症状，而对CBT有良好反应的病人通常可减少60%~80%的强迫症状。

1. 药物治疗

药物可能会有一些副作用，但一般轻微，可以耐受。强迫症患者需与医生权衡服药的利弊。有时候进行药物剂量的调整或者改变一天中服药的时间就可以解决这些药物的不良反应。

这些药物应该保持每日规律服用，定期复诊，在医生指导下减药、停药。正确看待"因强迫症而用药"的方法是：将强迫症和躯体疾病，如高血压作类比，就像高血压患者需要服用降压药来维持正常生活一样，强迫症是一种大脑功能紊乱的疾病，严重的强迫症患者亦需要服药来使社会功能恢复正常。

2. 心理治疗

针对强迫症的心理治疗有多种治疗理论和技术，目前主要的心理治疗有认知行为治疗、精神动力学治疗、家庭治疗、基于东方文化的心理治疗（中国道家认知疗法、森田疗法）和团体心理治疗。其中临床证据最多、被证实最有效的治疗方法是认知行为治疗中的暴露与反应预防疗法（ERP）。

在ERP中，"暴露"是治疗的第一部分，指面对引发你焦虑的想法、意象、物体和情境。同时你还必须进行治疗的第二部分"反应预防"。一旦你接触了使你感到焦虑的事物，你要练习选择不去做强迫行为。该疗法最关键的点是你必须坚持让自己面对焦虑，并放弃进行强迫行为，直到感觉你的焦虑降低了。当你在"暴露"和"阻止"强迫反应时的焦虑降低，并习惯化之后，对强迫症患者来说就产生一种新的可能性：如果你持续地接触令你害怕的东西，但不再做强迫行为，你的焦虑也许会降低。暴露和反应预防治疗法可以终止强迫观念－焦虑－强迫行为这个循环，从而改善强迫症状。

3. 家庭支持

强迫症患者的家属可以阅读有关强迫症的书籍、上网查询、咨询专业人士等来学习一些相关知识帮助患有强迫症的家人。同时要注意避免"家庭顺应行为"。家庭顺应行为是指家庭所做的会造成或者加重强迫症症状的事情。以下是一些问题行为的例子，应注意避免这样做。

（1）加入这种行为：家庭成员和强迫症患者一起完成强迫症行为。例如：不管什么时候他们洗手你也洗手。

（2）在回避方面进行帮助：你帮助你的家庭成员回避令他们烦恼的事物。例如：为他们整理摆放东西使得物品按照某种"恰当"的方式变得整洁干净了。

（3）助长这种行为：你为你的家庭成员做事来方便他们去做强迫症的行为。例如：为他们买大量洗涤产品。

（4）对家庭常规做一些变动，例如：改变你洗衣服、整理东西的习惯。

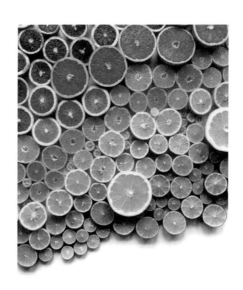

弄丢了的睡眠
——失眠症

典型案例

　　王女士今年 45 岁，一直以来感觉自己睡眠比较好，晚上 10 点上床，看一会手机就能睡着。一年前王女士辞去工作在家照顾读高三的孩子，晚上 11 点半孩子睡着后自己才睡觉。半年后王女士晚上躺床上翻来覆去难以入睡，有时在床上看手机已经很困了，放下手机准备睡觉，睡意反而消失了。脑海中一边胡思乱想白天的事情，一边让自己拼命入睡。早上 6 点起床给孩子准备早餐后，整个上午感到头脑昏沉、疲惫困倦，时不时打盹，中午会睡两个多小时午觉。孩子考入大学后，王女士回到工作岗位，恢复成过去 10 点睡觉的习惯，但躺床上需要 2~3 个小时才能入睡。即便睡着，也睡不踏实，有点声音就醒，王女士不得以与丈夫分床睡觉；白天经常走神、犯困，工作出错，容易对家人发脾气；担心晚上睡不着，王女士抓紧中午时间补觉。同时王女士还尝试睡前喝牛奶、泡脚、听音乐、跳操锻炼等方法助眠，但效果都不理想。听别人说睡前喝红酒可以帮助睡眠，王女士开始每天晚上

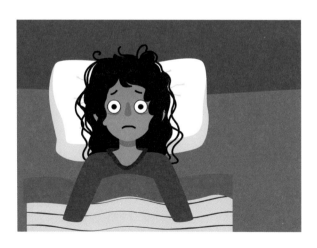

睡前喝半杯红酒，入睡确实快了一些，但是经常半夜醒后仍难以继续入睡，头脑更加昏沉。同时，王女士在网上购买了助眠的枕头、床垫、香薰以及口服"助眠"保健品，一开始觉得睡眠好了一些，过几天又是老样子。王女士的母亲常年失眠，一直服用安眠药物助眠，但是王女士又怕吃上安眠药后停不掉。王女士每天跟家人抱怨，三句话不离失眠，但又觉得家人不理解自己。王女士逐渐感到走投无路，失眠把自己的生活弄得一团糟。

基本概况

　　失眠是最常见的睡眠问题，世界卫生组织公布的数据显示，目前全球超过三分之一的人存在失眠，我国失眠的发生率高达38.2%，失眠不仅会降低生活质量，影响个人的工作和生活，还可能引发一系列躯体和精神疾病，造成沉重的社会负担。

　　案例中的王女士存在着半年以上的入睡困难和睡眠维持困难，为此感到痛苦，并且已经影响到她白天的工作和生活。在王女士经历失眠这个过程的时候，她尝试了增加在床时间；白天休息补觉；营造绝对安静的睡眠环境、喝牛奶、泡脚、听音乐、锻炼甚至饮酒助眠；使用"助眠"枕头、床垫、香薰和保健品……王女士的这些做法在失眠人群中十分普遍，有过失眠经历的人都或多或少尝试过。睡眠是维持体内平衡的一个重要组成部分，有着保护大脑，增强记忆力，恢复精力体力、改善情绪、促进代谢、提高免疫力等重要作用。一旦出现失眠，我们会自然而然地想要做点什么来"保护"睡眠，但往往事与愿违，就会像王女士那样越"保护"睡眠"弄丢"得越快。尤其不建议通过白天长时间补觉、饮酒以及购买大量助眠保健品等改善睡眠。

▶ 原因剖析

除了一些继发于某些精神疾病或躯体疾病而出现的失眠，一旦原发疾病得到缓解或治愈，失眠问题也大多会缓解或消失。目前失眠本身的病因尚未完全明确。其中，遗传学方面，研究发现了与失眠相关的基因，慢性失眠的遗传性为31%~58%；分子生物学方面，发现失眠者脑内促进觉醒/抑制睡眠与促进睡眠/抑制觉醒的神经递质失衡；神经生理学方面，发现失眠与部分大脑皮层和神经环路过度觉醒有关；行为和认知方面，通过失眠的易感因素（Predisposing factor）、促发因素（Precipitating factor）和维持因素（Perpetuating factor），即3P因素去解释失眠原因。以案例中的王女士为例，女性、母亲失眠是她失眠的易感因素；孩子高考，作息的改变是她失眠的促发因素；而白天补觉，躺着时间太久，睡前过度的担心与思考等是她失眠的维持因素。

▶ 评估诊断

失眠在症状上存在夜间入睡困难、睡眠维持困难或早醒，白天疲劳、嗜睡，注意力难以集中、记忆力下降，烦躁易怒等日间功能受损。时间上每周至少出现3次，持续至少3个月则为慢性失眠症。如果时间不到3个月则为急性失眠症。

失眠可以作为独立疾病存在（失眠症），也可与其他疾病共同存在或是其他疾病的症状表现之一。在做出失眠症的诊断前，须注意与焦虑、抑郁等精神疾病的鉴别区分并排除其他常见的睡眠障碍，如睡眠呼吸障碍、不宁腿综合征、睡眠–觉醒昼夜节律障碍等。因此，需要专业医生进行系统的病史询问、体格检查、失眠相关辅助检查以明确失眠的病因和共病障碍。

常见的辅助检查：

1. 多导睡眠监测：是评估睡眠病理生理和睡眠结构的客观检查，并可排除或鉴别其他潜在的睡眠障碍，如睡眠相关呼吸障碍、周期性肢体运动障碍、睡眠相关行为障碍等。慢性失眠者的结果一般表现为

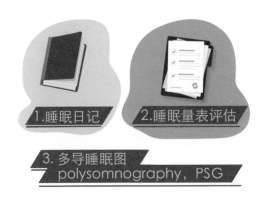

睡眠潜伏期延长、睡眠效率下降、客观睡眠时间缩短、频繁的觉醒、慢波睡眠比例下降等。

2. 体动记录仪：是记录睡眠-觉醒期模式的客观检查，反映睡眠与觉醒的状态，可以作为睡眠日记的重要补充。

3. 睡眠日记：是一种主观的评估方法，每天醒后记录前一晚上床时间、入睡时间、入睡后觉醒次数等，通常连续记录两周。睡眠日记可评估个体的睡眠情况和睡眠-觉醒节律，睡眠日记也可以用来评估治疗效果。

4. 量表评估：常用的量表包括匹兹堡睡眠质量指数量表评估睡眠质量，失眠严重程度指数量表评估失眠严重程度，Epworth嗜睡量表、疲劳严重程度量表等评估日间嗜睡和功能，以及睡眠信念与态度量表，清晨型-夜晚型问卷等。

理解和应对

了解睡眠相关知识，正确理解失眠

随着年龄的增加，人们生理的睡眠时长会不断缩短，婴儿需要20小时以上的睡眠，成人建议睡眠时长为7~9小时，老年人睡眠时长为7~8小时，但5~6小时也是可接受的。需要注意的是，评估睡眠的好与坏，不仅取决于睡眠时长，还取决于睡眠质量和醒后精力、体力是否恢复良好，并不是一定要睡够以上睡眠时长。

影响睡眠的因素有很多，如跨时区旅行、出差、生活事件等，可能都会让我们经历失眠。如果只是短暂的（每周少于3次）、持续时间不长（一般不超过一个月），不影响白天工作学习和生活的失眠，不必太过紧张，放松身心有助于恢复睡眠。

寻找专业医生帮助，科学应对失眠

如果你像案例中的王女士那样，尝试了很多"方法"都难以恢复以往的睡眠时，这个时候一定要来到医院寻找专业医生的帮助。

失眠主要治疗方法包括药物治疗、心理治疗、物理治疗以及其他辅助治疗措施等，这些治疗均能调理睡眠，改善失眠。

1. 药物治疗：安眠药治疗失眠的疗效已被证实。但如果不规范地用安眠药，可能会有成瘾风险。因此，安眠药的使用需遵循专业医生的指导，合理科学规范地使用。使用时以按需间断服药为原则，次日有重要事务、预期或当晚已出现入睡困难或早醒时可服用，非必要不服用。每周用药3~5天，连续服用最长不超过4周。长期使用者，不强行停药，可小剂量维持，但需每4周由医生评估一次，及时调整剂量。

2. 心理治疗：主要是失眠认知行为疗法，包括睡眠卫生、睡眠限制、刺激控制、认知调整、放松训练五个方面，通过纠正失眠的维持

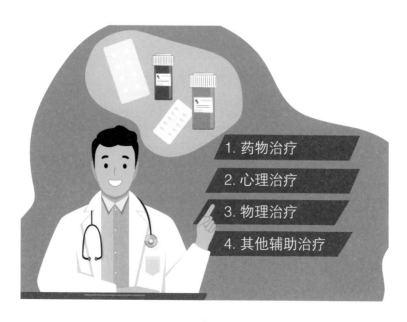

1. 药物治疗
2. 心理治疗
3. 物理治疗
4. 其他辅助治疗

因素中的不良行为和信念，是国内外权威指南推荐治疗失眠的首选方法，一般6~8周为一个治疗周期。随着技术的发展，失眠认知行为治疗除了通过当面就诊，也可以通过视频、远程医疗、在线应用程序等多种方式进行。

3. 物理治疗：主要包括声（白噪音、音乐等）、光（自然光或人造光）、电（经颅电刺激、迷走神经电刺激等）、磁（经颅磁刺激）等，这些治疗方法使用和疗效因人而异，患者需要在医生指导下选择有效且能耐受的治疗方法。通常这些物理治疗方法在临床上是作为辅助治疗手段使用。

4. 其他辅助治疗：运动疗法（每周4~5次持续60分钟的运动，维持8~12周能有效改善失眠）；饮食疗法（小米等易消化的碳水化合物、酸枣仁、核桃、莲子等）；芳香疗法（薰衣草等）；中医疗法（针灸等）。

养成以下良好的睡眠卫生习惯，有助于睡眠

1. 保持卧室安静、整洁、舒适，光线、温度、湿度适宜。

2. 按时上床，定时起床，形成相对稳定的生物钟。

3. 规律进餐，睡前避免吃太多，喝太多。

4. 避免含咖啡因类饮料（咖啡、茶、可乐），如果有饮用习惯，尽量在中午前饮用。

5. 睡前6小时不喝酒、不吸烟。

6. 每天规律地锻炼，但睡前4小时内不做剧烈运动。

7. 睡前1小时避免使用电子设备（手机、平板、电脑等）。

8. 如果在半夜醒来，不要看时间，转身继续睡觉。

为何"吃"变得如此困难和痛苦
——进食障碍

　　小林，女性，20岁，大二学生，身高165cm。上大学后，小林发现周围的女同学都非常喜欢打扮自己，同学之间也会相互评价身材，就有同学说小林的腰和腿比较粗，说者无心，听者有意，小林听到后很自卑，照镜子时反复看自己的腰和腿，越看越感觉胖，感觉难看。大一上学期期末后，小林就开始了减肥。首先是节食，三餐不吃主食，早餐顶多吃一个鸡蛋，喝一杯牛奶，中餐、晚餐就只吃少量蔬菜，有时晚餐什么都不吃。同时，小林开始学习计算食物的热卡，尽可能选择低热量的食物，如果感觉饿了，就吃一些代餐面包或者喝水，小林渐渐不再感到饥饿。小林杜绝她认为任何可能会增加体重的食物，像汉堡、炸鸡、蛋糕、可乐等。

　　不到两个月，小林从最初的53kg瘦到了不足45kg。小林的父母认为上大学开始管理自己的身材是好事情，并没有将她体重下降的问题放在心上。开学后，同学们看到小林的身材后都会夸小林，同时还会询问她是如何做到的。同学们的认可给了小林更多的"鼓励"。小林一旦觉得体重下降的速度变慢，就开始锻炼身体，以此增加消耗，每天跑步，吃完饭就要跳跃或者快走。

　　大一下学期开学没多久，小林发现月经不再来潮，并出现乏力；体育课500米考核自己不能达标，上课时注意力也明显不能集中，期末开始还出现一门挂科。小林的家长得知闭经的情况，焦急地带着小林看了多个三甲医院的内分泌科和妇科，都没有发现器质性疾病，服用过各种对症治疗的中西药物，采用人工周期方法来过1次月经，停药后月经未恢复。小林还逐渐出现情绪不好、不开心、容易烦躁的情

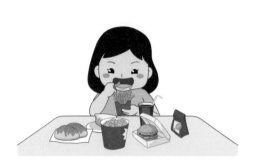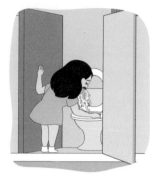

况，觉得没有事情能引起自己的兴趣。在特别压抑时发现多吃食物，尤其是"甜食"能够缓解自己的情绪，让自己感觉到放松。小林又开始进入了暴食状态，一顿能吃下5~6个面包、蛋糕、2包薯片还有水果等等，直到实在吃不下，或者找不到东西可吃的时候才停下来。吃完之后，小林又陷入自责、内疚的情绪中，感觉非常羞耻，非常恐惧发胖，就好像听见同学在评价自己。之后即以手指刺激咽后壁或者压住腹部呕吐，吐完觉得轻松很多。后来，小林在每次暴食之后就喝大量的水，因为她发现喝水能够让自己吐得更快和更干净。就这样，"节食－暴食－催吐－再节食"这样无尽的循环充斥着小林的生活，体重在40~43kg之间波动，小林也一直感觉情绪压抑、烦躁、乏力、头晕、闭经等身体诸多不适。因为害怕别人发现自己暴食，小林开始减少与同学交往，也无暇顾及大学校园里的各项活动。

典型案例2

小孙，女性，28岁，本科学历，公司职员，离异，身高158cm。自从1年前离异后，小孙独自生活，与周围同事也相处不到一起，同时，因为工作繁忙，感到压力很大。让小孙感觉最放松的时候就是晚上独自在家看着电视吃零食。她回忆第一次暴食就是那天工作中出了点差错被领导批评，妈妈又打电话说了一些找男朋友的事情，妈妈说："已经离过婚了，不要太挑别，女人没有家庭就什么都不是。"小孙感觉很烦恼，非常难过，觉得自己很失败，一文不值。下班后路过蛋糕店买了3个面包当第二天的早餐，还买了1个4寸小蛋糕，又去超市买了手抓饼和一些水果。

晚上她吃了一个手抓饼当晚餐，吃完之后感觉自己好一些，就顺便把买回的1个小蛋糕打开吃，吃完之后感觉还不过瘾，就开始吃面包。直到3个面包都吃完后，小孙感觉自己完全停不下来了，就又打开冰箱拿出了全部的水果、酸奶，还有家里的薯片、饼干，整个过程持续约2个多小时，直到感觉再吃下去胃要撑爆了才完全停下来。那一夜，她因为吃得太多而难受未睡，她很想吐，但是尝试了一些方法仍没有吐出来。

从此以后，小孙一发不可收拾，几乎每隔1~2天就会出现这样类似的情况，尤其是当看到同事旁边放有甜点等食物时，她就立刻有想吃的冲动，但是她只能忍住，然后在下班后匆忙去购买面包、蛋糕等很多食物带回家。小孙几乎每一次都能吃下4~5个面包、3袋左右的饼干或薯片，还有水果、可乐等，在吃的过程中她感觉放松、愉快。有时她也很想停下，发现了自己体型改变、体重增加，并为自己的行为自责，但很快她又继续这样的行为。因为反复的暴食，她从最初的48kg增加到近70kg，体重超重。小孙感觉到自己情绪变得不那么稳定，容易激动，工作中注意力难以集中，经常会不自主地关注到食物相关的事情中。

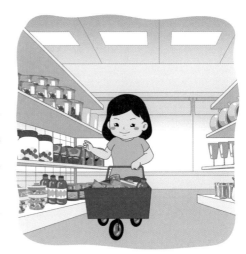

基本概况

正常情况下，每个人都会对自己的体形、体重有要求，科学的饮食控制和合理的体育锻炼是对身材的一个自我管理，偶尔的一次暴食可能只是一次自我放纵，只要这些行为没有影响到自己的身心健康，没有影响到学习、工作和生活质量，都是可以接受的。但是如果像上面两个案例中所描述的那样，当对身体的关注超出限制，当饮食行为掌控了自己的生活，严重危害了自己的健康，损害了自己的心理社会功能，影响了生活质量，那么就成为了"进食问题"或"进食障碍"。

小林和小孙所患的疾病统称为进食障碍，其中小林的诊断为神经性厌食（暴食–清除型），小孙的诊断为暴食障碍。她们在进食问题后都继发出现了抑郁、焦虑等情绪问题。

进食障碍（eating disorder, ED）指以进食行为异常，对食物和体重、体型的过度关注为主要临床特征的一组综合征。神经性厌食、神经性贪食和暴食障碍是最主要的三种类型。

神经性厌食的好发年龄为13~20岁，13~14岁和17~18岁是两个高峰年龄段。首诊患者中女性和男性的比例为10：1。神经性贪食患者的发病年龄往往较神经性厌食晚，多发生在青少年晚期和成年早期，大学女生群体发病率较高。暴食障碍的患病率明显高于神经性厌食和神经性贪食。患暴食障碍的女性和男性的比例大约为3：2，年龄上没有明确的规律。进食障碍的患者病程常常迁延数月至数年，患者的躯体功能（内分泌、电解质、神经发育、肥胖等）、心理功能（注意力、记忆力、认知能力等）、社会功能（学习、工作、社交、婚恋、家庭等）严重受损，甚至出现生命危险。

随着我国经济水平的提高，进食障碍在我国有逐年增加的趋势，疾病的严重程度及难治性也引起了专业人士的很大关注，但在整个社会层面依然认识不足，患者的就诊率及治疗率都较低。在某些需要保持体形的女性中发病率可能会更高，如舞蹈专业学生、演员、模特等，因为对体重、体型的要求过高，或者过分关注体重、体型，害怕身体的局部或整体发胖，从而出现进食行为紊乱。神经性厌食患者常常不认为自己的节食行为有不妥之处，家属很难通过劝说来使患者改变，直至患者出现身体功能异常，如营养不良、代谢紊乱、闭经、发育异常等，才考虑就医。而且很多患者首先到消化科、内分泌科、妇科等科室就诊，最后才会寻求精神科医生或心理治疗师的帮助，延误了专业的治疗。

▶ 原因剖析

进食障碍的病因十分复杂，既往有很多研究表明，生物遗传、社会文化、家庭环境和教养、个体心理因素都在疾病的发生和发展中起作用。然而，就个体而言，这些因素如何影响，哪个因素起主导作用，目前仍不明确。同时，疾病所带来的一系列不良后果会使这些因素变得更加复杂。

1. 生物学因素

研究表明，进食障碍的患者存在一定的遗传倾向，神经性厌食的遗传度为50%~83%，高于神经性贪食。神经生化方面也被发现有异常，如内啡肽、5-羟色胺、多巴胺功能异常，下丘脑-垂体-肾上腺/性腺/甲状腺轴功能紊乱等。进食障碍患者大脑中部分脑区的脑功能、灰质和白质的结构也存在异常。

2. 家庭因素

家庭因素在进食障碍的发生、发展、维持和康复中都可能起到重要作用。高度控制、过分严厉、过度保护的家庭更容易出现患进食障碍的女儿，尤其是母女之间的关系，对女性的心理发展影响较大。

案例中的小林和小孙，她们都缺少独立的自我价值判断，而特别在意别人的评价，将自身的价值建立在他人的认可上，觉得自己没

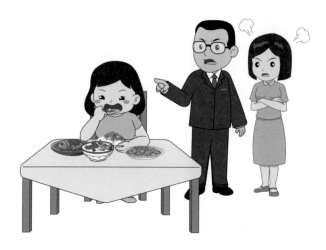

有价值。家庭环境中，她们的父母对她们都是严厉、高控制和高要求的。小林的大学专业是父母选的，小孙的成长中父母一贯的教育理念是"人一定要优秀，否则就是失败"。这样的家庭环境让孩子自我认同不足，容易形成非好即坏的极端化思维模式。一旦在生活中遇到重大事件打击，就会激活她们内在的负性自我评价，认为自己是没有价值的，进而归因于自己能力不足、身材不好。于是开始通过减轻体重来获得理想体型，以增加自信或通过暴食来快速缓解情绪的不愉快。

进食障碍患者一个人的痛苦还可能延伸为整个家庭的灾难，原本就存在问题的家庭关系变得更加紧张。即便是有着良好教育背景的父母，看着自己的女儿有饭不吃或者不顾形象地狼吞虎咽、日益消瘦脱形、女性发育和身体健康严重受损，也很难保持稳定的情绪，常常焦虑、抑郁、愤怒等，所采取的措施也大都是"软硬兼施"，感受到的却是"努力付诸东流"的沮丧，家庭关系更加恶化，患者的症状也愈加严重。

3. 个体心理因素

进食障碍患者常见的人格特征是低自尊和完美主义。患者常常对自我评价过低，对自身体重、体型的评价常常是负性的，甚至与事实不符，对自我的态度是否定的、不接纳的，对周围人的评价和看法过分敏感，试图通过控制自己的体重、体型，以获得成就感或控制感，并以此来判断自己的价值。通常，进食障碍患者在生活、学习和工作中，追求自我控制，追求完美和独特性，自我要求高，追求成绩，为自己设定高标准。案例中的小孙平时在工作中都给自己设定了很高的目标，工作业绩连续名列榜首。

4. 社会文化因素

从流行病学的资料很容易发现，神经性厌食、神经性贪食、暴食障碍等都是以女性患者为主，而且起病年龄较小。是什么原因导致这些花季少女或青年女性能够长期耐受饥饿或过分饱胀，甚至伤害自己的身体也要保证"瘦"的体型？其强大的动力是什么？

随着社会经济的发展，基本的温饱、冷暖已经不再是人们生活的目标，而是开始关注自我价值、幸福感和成就感，追求美感。在当今社会，尤其对女性而言，如果能够拥有姣好的容颜、优美的体型似乎更容易获得自我或他人的认可。各种减肥、美容、整形的信息充斥着街头巷尾的门店和各种媒体，对女性的价值观起着推波助澜的塑造作用，"以瘦为美"的观念在女性中盛行，拥有"苗条的好身材"成为很多女性悦纳自我、吸引异性关注的积极资源。正是在这样的社会文化背景下，案例中的小林试图通过改变体形来获得自信、获得认同。

▶ 评估诊断

1. 神经性厌食：刻意减少热量摄入和增加消耗，造成明显的低体重和（或）营养不良，对瘦无休止的追求、对肥胖有着病态的恐惧，恐惧性地拒绝维持正常体重。患者病前自然维持的体重通过节食、过度运动、清除行为下降到了明显不健康的体重，并引发了饥饿相关的躯体症状。

2. 神经性贪食：反复发作、不可控制、冲动性的暴食，继而采用不恰当的代偿行为，如自我催吐、滥用泻药或利尿剂、禁食、过度锻炼等方法来避免体重增加。

3. 暴食障碍：反复发作的暴食，伴有进食时的失控感，在3个月内平均每周至少一次。在一段固定的时间内进食，食物量大于大多数人在相似时间段内和相似场合下的进食量。一旦开始就不能克制或停止进食，缺乏饱腹感或对饱腹失去了正常反应。

理解和应对

在我们的周围，经常听到女性讲"我要减肥"，也能经常看到女性只吃蔬菜、水果，而不吃主食，或者时常锻炼以减轻体重，但她们常常在体重短时减轻后，又抵挡不过美食的诱惑，重新开始享受饕餮大餐，感叹"减肥不易"，体重很快反弹。所以我们周围很多人虽然有过节食、锻炼减肥的行为，但并没有造成明显的身体伤害或精神损伤，不构成疾病。但这反映了当下社会"以瘦为美"的观念。如果这些所谓的减肥行为持续存在，且愈演愈烈，出现了过度关注体重、体型，对体重、体形的认知明显歪曲，即便很瘦仍认为自己很胖，身体出现了各种损害，甚至出现情绪异常、人际关系不良、学习或工作受影响等，这时候就要警惕可能患了进食障碍，而不是普通的"减肥"行为。对于爱美的人们，尤其是青少年女性，即使确实肥胖，如果试图减肥也一定要以健康、安全的方式，而不是一味地减轻体重，否则减肥就会成为罹患进食障碍的高危因素。

进食障碍患者不是单纯的故意不吃饭或贪吃，所以她们的问题也并不是通过父母逼迫或强制就可以缓解的，我们常人看起来很简单的吃饭问题对患者来说就变得很复杂。进食障碍与心理、生理、社会和家庭因素有着密切的关系，患者本人和家人都会感到非常痛苦。事实上，进食障碍患者对他们的行为（尤其是与食物、进食、体重有关的行为）的看法与外界完全不同。进食障碍改变了患者思考食物和体形的方式，扭曲了镜子中的自己。他们对饮食的态度、在食物面前的行为，是他们保持掌控和表达独立的一种方式，是自身价值所在，甚至是他们"生活的全部"。暴食患者在控制能力方面不是意志薄弱，也不是刻意欺骗，而是他们除了通过食物来管理自己的情绪、冲突外别无途径。所以，当我们意识到自己或周围人存在上述问题时需要意识到可能患了进食障碍，必须就医，而不是用各种"斗争"的方式企图改变进食行为。

作为患者的父母，如果意识到患者存在进食障碍，首先需要向专业人士求助，带患者到精神科或心理科就诊，了解家庭因素在患者发病中的作用，结束与患者长期"战斗"的状态，将孩子与疾病区分开，转而形成"治疗联盟"，改善夫妻关系，改善与患者的关系，调整相处的模式，支持患者、理解患者，将患者作为一个成长中的人去支持，而不是一味地寻求如何让患者改变。

作为患者本人，首先需要意识到自己的状态是生病了，需要帮助，从而接受医生或心理治疗师的建议。患者需要了解正常体重的范围，了解自己客观的身体状况，而不是用"哈哈镜"照自己，了解体重减轻对身体造成的影响，增加健康的审美理念，减少对体重、体型的过多关注，通过多种方法建立自信。另外，患者需要逐步厘清自己与父母的关系，学习沟通技巧，陈述自己的诉求，而不是压抑或过度反抗，尝试理解父母，减少对父母的过多抱怨和苛责，避免自伤或自杀。

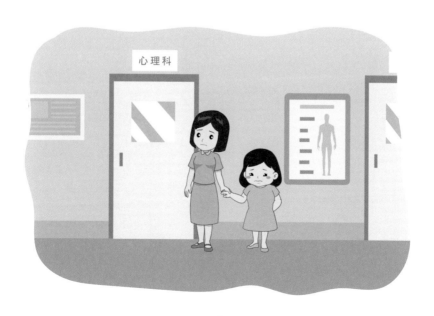

　　作为患者的朋友，如果你发现身边的朋友在进食态度或行为方面有问题，如果发现你身边的朋友体重已经很轻了，却还在坚持节食或持续减肥，你要意识到他们可能正经受着进食障碍的困扰，他们可能非常需要专业的医生或心理治疗师的帮助，建议或陪伴他们去接受治疗，以免进一步加重而影响身心健康，甚至危及生命。

　　进食障碍的治疗计划通常包括营养治疗、心理治疗以及药物治疗等。（1）营养治疗：这是其他治疗的基础。患者需改善营养状况，逐渐增加体重，形成正常的饮食规律。躯体状况严重者，则需要住院治疗，改善水电酸碱平衡、改善代谢功能及其他严重的躯体问题，甚至挽救生命。（2）心理治疗：目前证实有效的心理治疗方法主要包括：精神动力学治疗、认知行为治疗、家庭治疗等。患者本人需要充分了解该疾病，有足够的动力参与到治疗中来，积极配合，以达到最佳的治疗效果。（3）药物治疗：目前尚无治疗进食障碍的特效药，药物治疗主要是对症支持治疗。针对进食行为、情绪异常及其他继发或伴发的精神症状，以抗抑郁、抗焦虑药物为主，部分患者可以给予小剂量非典型抗精神病药物。

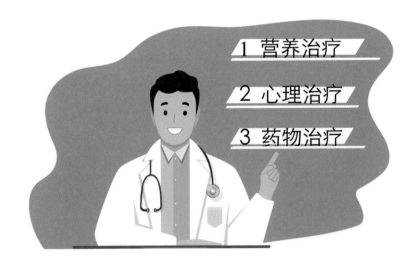

认识谈虎色变的重性精神病
——精神分裂症

典型案例1

王某，男，29岁，大学本科学历，教师，工作5年，已婚，无子女。他自幼个性开朗、好交友，人际关系良好，从小学到大学毕业，学习成绩较好，与同学和老师相处融洽，与父母的关系也较好。因工作压力大，他在职称考核中遇到了挫折。最近1年家人发现他性格有所改变，变得不愿和人交往，回家后就躲在自己的房间里不出来，一个人发呆，和朋友之间的联系越来越少，甚至与父母、妻子的关系也明显疏远，不关心家人，对家人态度较凶狠；生活上较懒散，变得很邋遢，早晨起床后不刷牙，不梳头，10多天才洗一次澡，而且还要家人督促；不遵守劳动纪律，经常无故不去学校授课；渐渐他出现一些怪异的行为，对着镜子傻笑，自言自语，言语凌乱，词不达意；有时对空谩骂，家人问他时，称听见有声音在骂他，有熟悉的声音，也有陌生的声音，故要回击；对周围人有敌意，看见邻居在聊天就会认为是在议论他，甚至认为陌生的人也在议论他；在家要把窗帘都拉上，不敢打电话，认为被监视、监听了；外出时认为路上行人、车辆是在

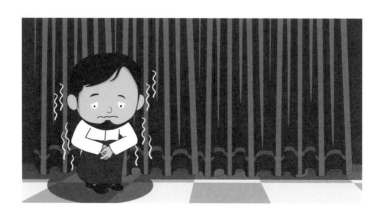

监视他的，总认为有人要故意害他，并带刀防身；最后发展到连家人都不信任了，不敢吃家人做的饭，认为被下了"药"，认为妻子不是原来的妻子了，而是被另外一个长得一模一样的人代替了；他感到很紧张，多次要拿刀报复"议论"他的人，被家人送到医院后，不承认自己有病。

典型案例2

　　李某，女性，25岁，刚刚参加工作一年左右。刚上班时适应良好，与同事关系较好，工作能正常完成。近一个月李某无法专心工作，觉得同事总在议论自己，同事看自己的眼神都很怪异，有的同事咳嗽或吐痰就觉得都是在针对自己，为此烦躁不安。工作经常出错，觉得这都是同事们合伙害自己，几次见到同事正在聊天时看到自己过来突然就不说话了，因此认为同事肯定是在议论自己，为此和同事争吵。渐渐发展到走在大街上都觉得别人的眼神怪怪的，觉得路上的陌生人对自己不怀好意。李某因此不敢出门，父母发现她异常，便带她到专科医院就诊。父母向医生补充病史：李某大一的时候也出现过类似的情况，觉得舍友监视自己，要害自己，夜晚还能听到同学批评、嘲笑自己的声音。当时诊断为患有精神分裂症，服药后症状逐渐消失，社会功能恢复。父母担心药物对李某身体造成不良影响，自行停药，没想到李某的症状再次出现了。

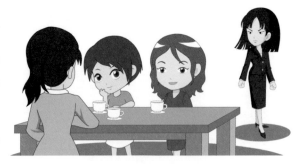

基本概况

王某、李某患的是精神分裂症。精神分裂症是一种较为严重的精神疾病，多在青壮年阶段缓慢起病，往往表现为症状各异的综合征，涉及感知觉、思维、情感和行为等多方面的障碍以及精神活动的不协调。患者一般意识清楚，智能基本正常，但也有部分患者在疾病过程中会出现认知功能的损害。

精神分裂症遍布全世界，没有任何种族、任何文化背景、任何社会阶层的人可以完全避免，它影响全世界约 1% 的人口，通常起病于青春期或成年早期。我们熟悉的诺贝尔奖获得者约翰·纳什也曾被诊断患有精神分裂症。病程一般会迁延，反复发作、不经治疗可能会逐渐加重或恶化，部分患者最终出现衰退和精神残疾，但多数患者经过治疗后症状可一定程度缓解，甚至痊愈，保持较好的生活状态。

▶ 原因剖析

精神分裂症病因尚不明确，近百年来的研究结果也仅发现一些可能的致病因素，遗传和环境共同起作用导致了精神分裂症的发生。精神分裂症发病的危险因素包括生物学因素和社会心理因素。

1. 生物学因素

精神分裂症患者亲属的患病率比一般人高，血缘关系愈近，患病率也愈高，同卵双生子比异卵双生子发病率高 4~6 倍。若精神分裂症患者的子女寄养到正常家庭，仍有较高患病率，这就证明遗传因素是本症发病的主要因素。

较早起病的精神分裂症患者存在某些脑结构发育异常，患者脑中某些物质例如多巴胺、五羟色胺、谷氨酸等神经递质代谢和功能也有异常，说明精神分裂症患者可能存在神经发育障碍和神经生化改变。

2. 社会心理因素

相当一部分精神分裂症患者的病前性格具有孤僻、冷淡、敏感、多疑、富于幻想等特征。大家总认为精神分裂症是受到了某种"刺激"（如失恋、被批评等）导致的，实际上这种"刺激"可能是疾病本身导致的后果，而非发病原因。

父母的性格、言行、举止和教育方式（如放纵、溺爱、过严），家庭成员交流不良等可能会影响子女的心身健康或导致个性偏离常态，社会适应不好，与不良环境因素共同作用可能增加发病的风险。

经历灾难性的事件，如战争、地震等，也是危险因素，但对每一个人而言不是必然发病。有一些社会环境改变，如母孕期的精神应激、母孕期的感染、产科的并发症、出生的季节、地理位置，生活不安定、居住拥挤、职业不固定、人际关系不良、噪音干扰、环境污染等均与发病有一定关系。

▶ 评估诊断

精神分裂症的临床表现错综复杂，除意识障碍、智能障碍不常见外，可出现各种各样异常表现，而且开始时往往很隐匿，容易被忽略。有一些特征性的表现有助于识别精神分裂症。

就像前面病例里看到的，明明周围没人的时候患者却能听到有人说话，有表扬或责备甚至辱骂，评论一些事情，命令患者去做一些事情，还可能看到奇怪的不存在的人或事物，闻到饭菜或自己身上有奇怪的味道等。患者可能会觉得别人做事是故意针对自己、迫害自己，用射线辐射自己或控制自己，在饭菜里下了毒，觉得自己不是父母的亲生子女等。患者可能感到自己的躯体运动、思维活动、情感活动、冲动等受到外界的控制，有种被强加的感觉。经常说一些莫名其妙的话，缺乏连贯性，别人无法理解其意义，也有患者会自己创造一些特别的文字、图形或符号表达特殊的意义。有的患者变得非常被动退缩，回避社交，没有愿望和要求，与亲人也没有交流，情感淡漠或迟钝、不协调，退缩。也有患者会出现行为怪异、愚蠢的动作，甚至不吃不喝、僵住不动或者经常保持一种固定的姿势。

多数患者对自己疾病及精神状态没有认知能力，不认为自己有病，因此不愿意接受治疗。如果有家人或朋友发现可疑表现后，劝说、澄清、争执等往往效果不佳。也有一些疾病如脑器质性疾病，甚至抑郁症也可能出现类似精神分裂症的表现，还需要专业人员检查评估才能明确诊断。

理解和应对

精神分裂症是一种慢性疾病，和其他慢性疾病，如高血压、糖尿病一样需要接受治疗。精神分裂症的治疗手段主要有药物治疗、物理治疗及其他辅助治疗，随着抗精神病药物的发展，目前抗精神病药物能很好地控制阳性症状，副反应较少。物理治疗主要包括电休克治疗、重复经颅磁刺激。其他辅助治疗包括心理治疗及社会康复治疗。

在精神分裂症的全病程治疗中，既需要快速控制阳性症状，又需要兼顾长期疗效和预防策略，防止疾病慢性化。因此精神分裂症的治疗目标包括控制急性发作、缩短发作时间、降低发作程度，减少复发次数、降低总体危害，提高社会功能、独立性和生活质量。病例2的李某就因为家人担心药物副作用，自行停药，未按照规范化流程进行治疗，很快出现了疾病的复发。为此治疗过程依赖于良好的医患联盟，需要多学科团队的干预措施，以及针对性的社会支持共同努力。

精神分裂症可能给自身、家庭和社会带来痛苦和不良影响，但它是一种疾病，患者经过治疗后症状可以控制，生活状态得以改善，因此重点在于早发现、系统治疗、预防复发。患者也是疾病的受害者，消除对精神病患者的歧视，动员家庭和社会力量，帮助患者治疗康复，提高社会适应能力，减轻残疾。遗传因素是精神分裂症发生的因素之一，建议做好遗传信息咨询，减少和避免对后代的影响。

窃取记忆的"小偷"

——阿尔茨海默病

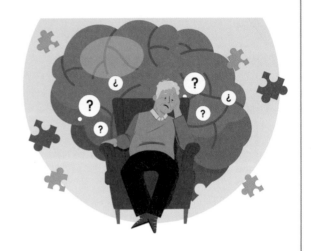

宋大爷今年73岁，年轻时是个工人，性格温和，人很勤快也比较健谈，平时人际关系也都不错。从55岁退休后就在家看孙子，平时喜欢养花养鱼，身体也不错。从三年前开始，老宋出门不是忘带家门钥匙，就是买菜付钱忘拿东西，经常丢三落四。刚开始时家里人没在意，觉得年龄大了都这样，人老了，记性就会变差。

但是近两年家人觉得他的记性变得越来越差，刚跟他说的事情转头就忘了。老宋近两年血压有点高，经常忘记早晨吃降压药，需要家人的提醒。刚做的事都会忘记，从刚开始记不清早餐吃什么，渐渐发展为刚吃过早餐不久就会问是不是该吃早饭了，他开始重复性地提问题。他对于养花养鱼也不再喜欢了，甚至对很多事情都不感兴趣，家人怀疑他是不是抑郁了。

最近一年老宋脾气变得很大，经常会认为家人不给他吃饭，故意饿他而和家人争吵；有时东西放哪找不到了，就会认为是被人偷了，变得敏感多疑，总害怕自己的东西被偷，生气时就要将家人轰出去；他开始想不起老邻居的名字，慢慢地，他开始不认识自己的孩子；最后照镜子的时候，他看着镜子里的自己显出一脸茫然；他开始出门迷路,后来在熟悉的小区里都找不到回家的路,最后在家里分不清厕所和卧室在哪里;有时自言自语,说:"我们厂长喊我去上班呢,我要去上班儿。"这令家属困扰不已,都不敢让他出门。

最近半年有两次家里没人他自己出门后就走丢了,所以家里没人的时候只能把他反锁在家里面。老宋开始变得沉默寡言,不再与人交流。变得不讲究个人卫生,总是穿得邋里邋遢的,要么扣错扣子,要么胡乱穿衣服,叫不出食物的名字,分不清上午下午,甚至大小便也不能自理,吃饭、穿衣、洗澡都需要家人照顾。

基本概况

宋大爷所患的是"阿尔茨海默病",因患此病的多为老年人,所以常被俗称为"老年痴呆"。阿尔茨海默病多发生于老年期或老年前期,是一种以进行性认知功能障碍和行为损害为特征的中枢神经系统退行性疾病。目前全世界有5000万以上的老年痴呆患者,中国约有1000万。65岁以上人群中,每100个人大约有五个人患有痴呆;85岁以上人群中,每三个人就会有一个痴呆患者。而阿尔茨海默病是老年期最为常见的一种痴呆类型,也是老年期最常见的慢性疾病之一,大约占到老年期痴呆的半数以上。

阿尔茨海默病是一种缓慢起病,逐渐发展的疾病,突出表现为记忆力、时间地点人物辨识能力、理解判断能力、言语表达能力、生活能力下降,也常常伴随精神行为活动的异常,不同时期表现不同,每个人也不完全相同。一般疾病发展过程为数年到十余年,最终往往因为躯体疾病或并发症死亡。这一过程中,给家人带来沉重的照料负担和巨大的精神压力,同时造成很大的社会资源和医疗资源的消耗。

▶ 原因剖析

阿尔茨海默病是由遗传、生活方式和环境因素共同作用产生的，部分是由特定的基因变化引起的。可能与阿尔茨海默发病有关的因素有：

1. 年龄

年龄增长是阿尔茨海默病已知的最大危险因素。阿尔茨海默病不是正常衰老的表现，但随着年龄的增长，患阿尔茨海默病的概率逐年增加。研究发现，年龄平均每增加6.1岁，其患病率升高1倍，90岁以后患病率可高达40%~50%。

2. 性别

总体而言，女性患者更多，可能与女性寿命通常比男性较长，或者和闭经后激素水平的变化有关，部分研究发现，长期服用雌激素的妇女患阿尔茨海默病危险低，目前证据不足。

3. 遗传因素

阿尔茨海默病具有家庭聚集性，40%的患者有阳性家族史，如果一级亲属(父母或兄弟姐妹)患有阿尔茨海默病，患此病的风险会增高。特定的基因类型与发病有明确关联。

4. 既往头部外伤

头部受过严重创伤的人，如脑外伤癫痫的持续发作，以及正常压力脑积水等原因均可使患病风险增高。

5. 轻度认知障碍

轻度认知障碍是指一个人记忆力或其他思维能力的衰退程度大于其年龄预期，患者尚可正常社交或工作。患有轻度认知障碍的人发展为痴呆的风险显著增加，当轻度认知障碍患者的主要受损认知能力是记忆力时，更有可能发展为阿尔茨海默病。

6. 慢性病及其他疾病

高血压、高胆固醇、2型糖尿病、肥胖等慢性病可能导致动脉硬化而增加患病风险。像艾滋病、梅毒、肿瘤、甲状腺功能低下症等也会有影响。

7. 不良生活方式

缺乏锻炼、吸烟或接触二手烟、睡眠不足、高脂饮食、久坐不动等不良生活习惯会增加阿尔茨海默病的患病风险。

8. 低教育水平和较少的社交

低教育水平(低于高中教育水平)也可能是阿尔茨海默病的一个危险因素。不喜参与社交活动的人群可能增加患病的风险。

9. 其他

老年人长期情绪抑郁、离群独居、丧偶、低语言水平、缺乏脑力锻炼活动等也可加快脑衰老的进程，增加患病风险。

▶ 评估诊断

阿尔茨海默病发生大多缓慢隐匿起病，临床症状分为三部分，即认知功能减退症状、日常生活能力下降以及精神行为症状。

1. 阿尔茨海默病早期症状表现（轻度痴呆）

（1）近事记忆力减退：常将日常所做的事和常用的一些物品遗忘；学习困难，看书读报内容马上忘记，记忆力明显下降。

（2）常有时间定向障碍、视空间障碍：忘记今天是什么日期，分不清白天黑夜，时间观念产生混淆；对所处的场所和人物能做出定向，对所处地理位置定向困难，复杂结构的视空间能力差，如在熟悉的地方迷失方向，外出后找不到回家的路。

（3）计算能力减退：很难完成如100减7连续运算这样的简单计算。

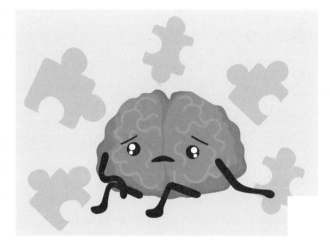

（4）理解力或判断力下降：思考问题迟缓困难，特别是对新的事物表现出茫然难解，难以处理复杂的问题，难以适应新环境。

（5）轻度语言功能受损：语言表达出现困难，言语词汇少，命名困难。

（6）缺乏主动性，兴趣丧失：做事缺乏主动性及失去动机，活动减少；对周围环境兴趣减少，对日常活动及生活中的爱好丧失兴趣。

（7）情绪变化：早期患者知道自己记忆下降，故经常做记录，力求弥补和掩饰记忆缺陷，可伴有轻度的焦虑和抑郁；情绪不稳，易激惹；逐渐对人较为冷淡，甚至对亲人也漠不关心。

（8）人格改变：性格出现转变，变得不爱清洁、不修边幅、暴躁、易怒、自私多疑。

2. 阿尔茨海默病中期症状表现（中度痴呆）

（1）远近记忆严重受损：日常用品丢三落四、随手即忘，甚至遗失贵重物品，遗忘刚发生的事情，能记住自己的名字，忘记自己的家庭住址及亲友的姓名。病人远事记忆力也受损，不能回忆自己的工作经历，甚至出生年月。有时因记忆减退而出现错构和虚构。

（2）时间、地点、人物定向障碍：分不清年月、上午下午等时间。常常迷路走失，甚至不能分辨地点（如学校或医院），在家中找不到自己的房间。对亲属关系确定不准，常错认关系或叫错名字。

（3）计算能力减退：很难完成如20 减 2连续运算这样的简单的计算。

（4）社会功能减退：学习新知识和社会接触能力减退，特别是原已掌握的知识和技巧出现明显的衰退，在处理问题、辨别事物的相似点和差异点方面有严重损害。

（5）可出现失语、失用、失认：明显的语言理解和表达困难，言语无序，内容空洞，如同类物品不能列出名称，继之出现命名困难，少见物品的命名能力丧失后常见物品的命名亦困难；常见失认，面容认识困难，不认识自己的亲人和朋友，甚至不认识镜子中的自己；失用表现为无法做出连续的动作（如刷牙）。

（6）生活及自理能力下降：不能继续独立地生活，不能独自从事煮饭、打扫卫生或购物等活动，开始变得非常依赖，需要他人的协助，如上厕所、洗衣服及穿衣等。

（7）精神症状：情绪不稳，情感由淡漠变为急躁不安，常走动不停；性格内向的患者变得易激惹、兴奋欣快、言语增多，而原来性格外向的患者则可变得沉默寡言，对任何事情提不起兴趣，出现明显的人格改变。找不到自己放置的物品，而怀疑被他人偷窃，无故怀疑配偶不贞，10%~50%会出现妄想，10%~25%会伴有幻觉。

（8）睡眠节律及行为问题：出现睡眠障碍（部分患者白天思睡、夜间不宁）。常捡破烂或乱拿他人物品；当众裸体本能亢进，随地大小便，有时有攻击行为；出现无目的的游荡或其他异常行为。

3. 阿尔茨海默病晚期症状表现（重度痴呆）

（1）上述各项症状逐渐加重，记忆力、思维及其他认知功能皆严重受损，忘记自己的姓名和年龄，不认识亲人，情感淡漠、哭笑无常。

（2）语言表达能力进一步退化，患者自发言语内容单调、甚至不可理解，最终丧失语言功能。不能完成日常简单的生活事项，如穿衣、进食，终日无语，与外界（包括亲友）逐渐丧失接触能力。

（3）患者活动逐渐减少，并逐渐丧失行走能力，甚至不能站立，最终终日卧床，大小便失禁。

（4）最明显的神经系统体征是肌张力增高，四肢出现强直或屈曲瘫痪，括约肌功能障碍；常可并发全身系统疾病的症状，如肺部及尿路感染、压疮以及全身性衰竭症状等，最终因并发症而死亡。

理解和应对

一个人从呱呱坠地到齿落舌钝，成长与衰老就像一次漫长的轮回，阿尔茨海默病就是这个轮回。阿尔茨海默病是中老年期最为常见的疾病之一。患者的脑细胞会急速退化，但并不是正常的衰老过程。

脑部功能逐渐减退会导致智力减退、情感和性格变化，最终丧失了生存的能力，促使我们重新审视生命与疾病，并给予患者更多的理解和关爱。

由于阿尔茨海默病起病缓慢，患者往往在痴呆症状明显时才来就诊，此时常常已是发病1至2年半以上，有近三分之一的患者就诊时病期在5年以上。大多数人对老年性痴呆症缺乏最基本的认识，在早期老人记忆力减退、性格改变时常错误地认为是"正常的"，根本做不到早期发现，从而延误了病情。要想尽早发现老年痴呆症的苗头，就需要对老人悉心观察，多与之交流。

并不是每一位患者都会出现上述所有症状，而且每个患者间的症状表现也各不相同。通过上述阶段的划分，只是为了帮助我们及照料者更深入浅出地了解疾病的进展概况，帮助我们了解一些潜在问题，并有针对性地制定预防和照料计划，因为任何患者之间都不会经历同样的痴呆演变过程。

作为伴侣、子女或照料者如果这时不能确定，可以带患者去专业机构，如精神科或神经科的记忆门诊就诊，通过医生的检查和简单的测查，就可能发现老年痴呆症的早期症状，接受规范治疗，有可能延缓疾病进展或改善精神症状，减轻照料负担。

1. 阿尔茨海默病的治疗

非药物治疗是痴呆治疗中的重要环节，包括进行认知训练，听音乐、身体按摩、运动活动，甚至养宠物等，尽量使患者保持一定的社会交往和认知活动，对认知功能保持和减少异常行为问题有帮助。照料者要学习和了解疾病知识，理解疾病带来的行为改变，获取专业支持帮助，在照料患者时学会如何跟痴呆病人打交道，不以说教、强制等方式应对这些行为，这样做没有实质帮助。

有一类药物对患者的认知功能改善有帮助，称为认知改善药，可以针对性地选择使用，通过合理的药物治疗，可以减缓患者认知功能的下降，但不要期待有逆转或阻止病情进展的作用。如果患者有影响生活或照料的精神行为症状，经过非药物治疗效果不好，可以酌情选择精神药物，但不能大量长期使用抗精神病药，这需要请老年精神科医生指导，药物可以帮助患者改善情绪和减少激越攻击行为，改善幻觉妄想等精神症状，以及改善睡眠。

2. 阿尔茨海默病的预防措施

均衡营养：动脉硬化是痴呆症的主要"敌人"，调节膳食，特别是中老年人的饮食要低糖、低盐、低脂肪，禁止暴饮暴食，每餐七分饱，有助于防止动脉硬化。常吃含多种维生素和微量元素的食物，均有防痴呆的作用。

戒除烟酒：长期吸烟容易动脉硬化，易导致大脑供血不足，脑组织萎缩，导致痴呆。酒精能使大脑细胞密度降低，脑组织萎缩，脑功能降低，反应迟钝导致痴呆。

加强大脑功能锻炼：大脑和其他器官组织一样，用进废退。尽量多活动手指，能够有效地起到锻炼大脑并预防痴呆的作用。多动脑多学习，如看书、看报、读书、下棋、看电视、与人交谈等，大脑经常

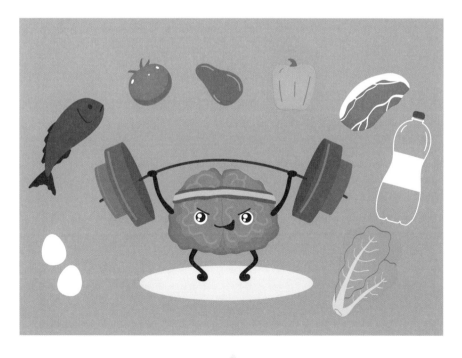

接受信息刺激，脑细胞才能发达，促进大脑思维活动，并帮助保持和增加记忆功能。

积极参加体育锻炼：体育锻炼能使全身血液循环加快，大脑供血量增加，脑细胞得到充足的营养和氧气，大脑细胞活力加强，达到健脑防痴呆的作用。老年朋友最好的锻炼方法是快走，双手甩开，大步快走，超过半小时，可增强体内供氧、减肥、降压、防骨质疏松，促进新陈代谢。

积极的生活方式：培养下棋、垂钓、绘画、书法、看报多种兴趣，丰富晚年生活，可强化大脑的思维活动，加快脑血液循环及脑细胞的新陈代谢。

积极的生活心态：避免过度劳累和精神紧张，乐观豁达，广交朋友，保持好奇心，参加社会活动，促进大脑思维活动，防止脑细胞老化萎缩。如果出现郁郁寡欢、烦躁易怒要及时治疗调整。

保护良好睡眠：良好的睡眠能够保持大脑细胞活力和清除毒性物质，对预防痴呆很重要。老年人可能睡眠需求比年轻人少，深睡眠相对较少，不要强求睡眠时长，5~9小时都可以，中午也可小憩一会，如果睡眠过少或过多，以及白天经常昏昏欲睡可以去找医生寻求帮助。过量长期服用安眠药也是痴呆发生的危险因素。

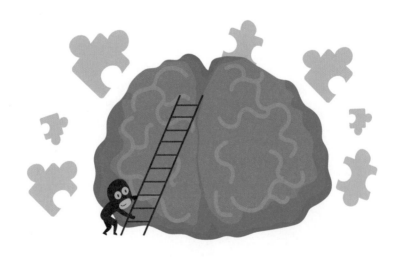

夜猫子的烦恼
——睡眠觉醒时相延迟障碍

　　李先生，32 岁，公司职员，作息时间一直还算规律，只是比身边人稍喜欢晚睡晚起一点而已，他也戏称自己从小就是夜猫子。流感高发期，李先生开始了居家办公的模式，原本规律的作息逐渐发生了变化。由于不用像以往一样早起赶去公司，李先生每天起床时间往后延迟了，并逐渐从原来 8 点起床慢慢变成 9 点、10 点甚至 11 点才起床。由于早上起床时间延迟，李先生又开始出现晚上入睡晚的情况，之前1 点能入睡，慢慢要到凌晨 2 点、3 点才能睡着，但李先生并不为此烦恼，躺床上玩手机不知不觉就能睡着，每天整体睡眠时间比居家办公前还要多 1 小时左右，对白天的精神状况还算满意。后来居家办公的模式结束，但李先生却发现自己并没有恢复到以前的作息模式，仍然夜里 2 点、3 点才能睡着，但因上班时早上 8 点要强制自己起床，上午

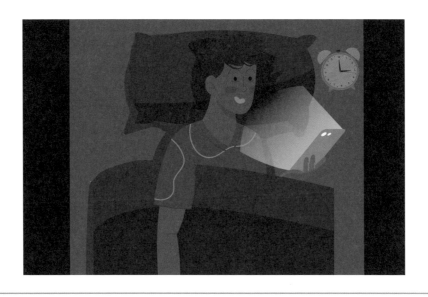

工作时感到头脑昏昏沉沉，注意力难以集中，工作效率下降，中午要睡一个半小时午觉，下午才感到精神稍好一些，每天还需要喝两杯咖啡提神。周末休息的时候，李先生会感到比较放松，几乎每个周末两天都要睡到中午午饭时间才起床，为此影响到很多周末的家庭活动，妻子和孩子也对其颇有怨言，李先生对此也感到无奈。但这种周末补觉的方式也没有能够维持多长时间，李先生每天晚上不熬到3点后就难以睡着，早上8点起床感到很痛苦，甚至有时候会起不来而上班迟到，严重影响了日常工作和生活。李先生越发觉得睡眠已经成为困扰自己的一个大问题，终于决定去医院的睡眠障碍科看看到底自己出了什么问题，又该怎么办。

基本概况

像上述案例中李先生这样的患者在睡眠障碍门诊并不少见，他们会主诉自己入睡困难而来就诊，而可能被误诊为入睡困难型失眠。这类患者通常是年轻人，来门诊的人中，大学生、青年人居多，通常表现为晚上睡不着、早上起不来，好似"夜猫子"。他们所患的并不是失眠症，而是昼夜节律失调性睡眠觉醒障碍中的睡眠觉醒时相延迟障碍。与失眠症不同的是，如果睡眠觉醒时相延迟障碍患者能够按照自己的生物钟选择作息时间，通常睡眠质与量都比较正常，并且起床后都能恢复精力。但由于工作、学习等现实要求，患者又不能按照自己的节律来睡眠，需要相对早起床，进而出现白天困倦等一些不适。

昼夜节律是人类和很多其他动物为了适应地球自转导致的昼夜变化而演化出的一种重要功能，这种功能可以使我们机体与内外环境保持同步和协调并且维持内环境稳定。昼夜节律是内源性的，并且受到生物钟的调控，因而人类的睡眠－觉醒乃至其他生理、心理活动大都表现为 24 小时周期变化的特征。如果昼夜节律调节系统发生改变或自身内源性昼夜节律与外部环境不同步，就可能导致昼夜节律失调性睡眠觉醒障碍。像案例中的李先生那样昼夜节律延迟的就被称为睡眠觉醒时相延迟障碍。睡眠觉醒时相延迟障碍又称为睡眠时相延迟综合征或睡眠时相延迟障碍，患者睡眠觉醒时间通常比常规人群推迟 ≥ 2 小时，但由于自身晚睡晚醒的需求因现实要求不能被满足，或为了符合现实要求期望自己能早睡早醒，表现出晚入睡困难、早醒觉延迟，影响了患者的日常生活和工作。

▶ 原因剖析

由于当代生活工作模式的多样化，出现日常活动与外在环境和内源性睡眠觉醒昼夜节律不同步的人群越来越多，昼夜节律失调性睡眠觉醒障碍患者也越来越多，其中最常见的就是睡眠觉醒时相延迟障碍。睡眠觉醒时相延迟障碍的发病机制尚不清楚，目前认为主要与内源性昼夜节律、调节睡眠觉醒的内稳态系统异常有关。如果晚上暴露在明亮的灯光下或早晨光照不足可能会加剧睡眠觉醒时相延迟障碍。另外，夜间工作、不恰当的社会工作学习日程安排、跨时区生活、倒班等都容易诱发睡眠觉醒时相延迟障碍。最后，研究还发现某些昼夜基因也与睡眠觉醒时相延迟障碍的发病有关。

▶ 评估诊断

1. 发病年龄

睡眠觉醒时相延迟障碍平均发病年龄为20岁，多在青春期发病，也可在儿童期发病，并且发病与外界环境压力、精神心理因素和疾病有关。

2. 主要表现

（1）患者难以在期望的时间入睡和觉醒，通常推迟≥2小时；

（2）如果按照患者自己意愿，患者睡眠觉醒时间会推迟，但睡眠质和量正常，也会保持24小时睡眠觉醒周期，且节律相对稳定；

（3）患者早睡早醒的努力通常失败，被迫早醒时可伴有晨间意识混乱和明显的日间思睡增多。

3. 病程特点

一般超过三个月，在成年期间歇加重。

4. 常用的辅助检查

（1）睡眠日记和体动记录仪是诊断评估睡眠觉醒时相延迟障碍最重要的主客观评估方法，体动记录仪还可以用于评估治疗的效果。

（2）昼夜时相标志物测定，临床上采用褪黑素的初始释放时间和体温最低点来评估昼夜时相变化。微光褪黑素分泌试验和最低核心体温测定是目前昼夜时相评估的金标准。

（3）早—晚问卷，是一种睡眠觉醒自评量表，睡眠觉醒时相延迟障碍患者经早—晚问卷通常评分为"夜晚型"。

（4）多导睡眠监测，多导睡眠监测结果可显示患者睡眠结构和昼夜节律的变化，更主要用以排除其他睡眠障碍。

理解和应对

如果睡眠觉醒时相延迟障碍患者的睡眠觉醒模式符合自身工作学习的情况，则不需要治疗。需要治疗的患者的治疗目标是重置睡眠觉醒的 24 小时日夜周期，方法包括：睡眠健康教育、重置新的睡眠作息时间、定时光照疗法和定时褪黑素治疗。

1.健康教育和行为指导

建议和指导患者调整作息时间，按社会通常作息时间重新设定新的上床和起床时间，并严格遵守。建议 16 点后不再喝咖啡和浓茶。

2.调整睡眠时间

临床使用时间疗法来重置生物钟节律，重建良好睡眠卫生习惯和睡眠觉醒时间。

3.定时光照和定时褪黑素治疗

24小时光照明暗变化是昼夜时相转换最主要的授时因子，在合适时间应用强光照射可改变个体生物钟时相。外源性褪黑素也是重要的授时因子，也可改变内源性生物钟时相。在临床上，同时使用定时光照和定时褪黑素治疗能获得更好的效果。

4.其他治疗

有些睡眠觉醒时相延迟障碍患者同时还合并其他睡眠障碍或者其他精神心理问题，需要同时予以干预和治疗。

当代很多人因为不良行为习惯和现实压力往往不能保持规律的睡眠，比如：熬夜甚至通宵工作或娱乐，睡前玩电子产品，白天饮用大量咖啡或浓茶，随意改变自己原本作息，部分人会发展为睡眠觉醒时相延迟障碍。睡眠觉醒时相延迟障碍患者同时会承受较大的外部压力，会受到学校、单位或家庭等方面的责备，案例中的李先生的工作和家庭就受到了明显影响。有的患者会为了改变现状，会试图通过睡前饮酒、服用安眠药助眠，白天通过兴奋性物品提神，有导致物质滥用的潜在风险。